Alfredo Corell

Inmunidad en forma

Conoce y entrena tus defensas

Planeta

Autor representado por EDITABUNDO, S. L., Agencia Literaria

Av. Diagonal, 662-664, 08034 Barcelona (España)
www.editorialplaneta.es
www.planetadelibros.com

Diseño de interior: © Mauricio Restrepo
Imágenes de interior: © Mauricio Restrepo, © Sunna Frías / Agencia Iboix Talent, © Pikovit, © drawhunter, © Macrovector, © KP Arts, © Macrovector / Shutterstock

Primera edición: junio de 2025
Depósito legal: B. 8.541-2025
ISBN: 978-84-08-29693-5
Composición: Realización Planeta
Impresión y encuadernación: Egedsa
Printed in Spain - Impreso en España

PEFC Certificado
Este libro procede de bosques gestionados de forma sostenible
PEFC
PEFC/14-38-00305
www.pefc.es

ÍNDICE

TERCERA PARTE. A veces, las defensas fallan

CUARTA PARTE. Los inmunotimos

PRÓLOGO

Alfredo Corell o, simplemente, Corell lleva con las manos metidas en los linfocitos toda su vida. Profesor, desde 1999, e investigador (de los buenos, de los que publican en *The Lancet*, el ¡*Hola!* de la ciencia), se ha entrenado a lo largo de los años como un auténtico *jedi* hasta convertirse en un gran maestro (en eso que los humanos llamamos «catedrático»). Sin embargo, el mérito y la virtud de Corell trascienden las paredes de la Academia. Porque cuando el mundo más lo necesitaba, como buen superhéroe, colgó la bata en el laboratorio para colarse en los platós de televisión con su pajarita y sus chaquetas de *tweed*. Ese es su traje de Superman, aunque él sea más de Capitán América.

Hoy la inmunidad se ha convertido en el nuevo *fengshui* del bienestar. Si en los 2000 colocábamos la cama en orientación noreste para que fluyera la energía, ahora colocamos docenas de superalimentos en fila india en la despensa, atesoramos fermentados caucásicos en la nevera y veneramos cápsulas con nombres impronunciables (y a precios impagables) en la mesilla de noche para que fluyan las defensas. Porque nos han dicho que todo esto nos hará más fuertes.

Entonces llega Alfredo con este libro bajo el brazo, para acompañarnos en la fuerza, pero en la de *verdad*.

Inmunidad en forma es un libro donde encontrarás todo lo que debes saber sobre tu sistema inmunitario. Desde la A de Actimel (quizá te sorprenda su exhaustiva revisión, sin azúcar, pero sin la acidez propia de estas revisiones) hasta la Z de los *zorromostros* marquetinianos que algunos nos intentan colar. Alfredo Corell te lleva de paseo por tu sistema inmunitario como quien te abre los armarios de casa y te explica para qué sirve cada cacharro: desde los anticuerpos francotiradores hasta los virus que se cuelan como cuñados en Navidad. Por supuesto, con consejos y trucos prácticos sobre cómo cuidar tus defensas en el día a día sin necesidad de vender un riñón por un suplemento con nombre en latín (mal escrito) y aroma a frutos del bosque.

Desde sus explicaciones sobre el timo (el órgano) hasta el timo (el comercial), el libro entero es una joya, pero si no tienes mucho te recomiendo que vayas directo al capítulo de los inmunotimos para empezar a ahorrar dinero desde ya.

¿Cuál es el superpoder de Corell? Muchos podrían decir que su superpoder es haber hecho que toda España entienda la unión antígeno-anticuerpo con unas pinzas. Sin quitar mérito al asunto, los que tenemos la suerte de tenerlo cerca sabemos que su superpoder es el de convertirse en un ser enormemente querido y respetado por los que lo rodean. Todo el que conoce a Corell sonríe si su nombre aparece en la conversación y tiene una anécdota entrañable que contar sobre cómo le ayudó de una u otra forma. Todos sabemos que es muy inteligente, sí, pero además es atento, generoso, divertido..., un amigo fiel y discreto para todo. Excepto para las camisas, claro. Además, hace unas pedazo de fiestas de cumpleaños..., y lo que pasa en sus cumpleaños, se queda en sus cumpleaños.

Por supuesto, y como buen superhéroe, Corell también tiene su kriptonita: en este caso, su gran sensibilidad y sentido de la justicia que le hace meterse en algunos charcos con más patógenos de los que incluso su entrenado sistema inmunitario puede soportar. Lo cierto es que, si no lo hiciera, no sería Corell. Eso va en su ADN. Tanto como sus chalecos de tartán, y por eso le queremos tanto.

Pero, kriptonitas aparte, y como comentaba al inicio, Alfredo es más de Capitán América que de Superman. Porque no hay mejor escudo que el conocimiento y no hay mejor forma de activarlo que con una buena historia contada por un maestro como él. Ese escudo de rayas característico, con el que aparece de fondo en todas las conexiones de televisión, es la metáfora del escudo antidesinformación que nos ha regalado a todos.

Disfruta del libro y si pillas un par de catarros menos al año, eso que te llevas. Pero si tras leerlo compartes ese escudo de conocimiento con los demás, Alfredo habrá cumplido su misión. Una vez más.

Marián García, Boticaria García
Doctora en Farmacia y nutricionista

INTRODUCCIÓN

Breve historia de la inmunología

En los últimos años la inmunidad ha ocupado la primera plana de los telediarios y las redes sociales. ¿Crees que se trata de un superpoder descubierto a raíz de la pandemia por SARS-CoV-2, más conocida como COVID-19? Nada más lejos de la verdad. ¿Sabemos, realmente, qué es la inmunidad? El concepto de *inmunidad* se acuñó en la antigua Roma. La palabra *immunitas* se forma a partir de dos raíces: *no* (negación) y *munus* («impuestos»). Así que las personas inmunes eran aquellas que estaban libres de impuestos. Y también dejaron escrito los romanos que los que sobrevivían a la viruela quedaban «inmunes» frente a ella.

Este concepto ha llegado hasta nuestros días también cuando hablamos de personas que tienen inmunidad diplomática. No se les aplican algunas normas o leyes debido al cargo o rango que tienen.

En suma, *inmunidad* se ha entendido desde los romanos, y probablemente aún se entienda, como inviolabilidad, invulnerabilidad o protección ante cualquier daño o perjuicio. Pero ¿qué es la inmunidad si nos ceñimos al ámbito médico y biológico?

La inmunología en las civilizaciones antiguas

Si te hablo de Imhotep pensarás, probablemente y con razón, en la película *La momia*. Pero este sumo sacerdote egipcio —que vivió hacia el 2600 a. C.— podría ser considerado uno de los padres de la inmunoterapia. Descubrió que, aplicando cataplasmas sobre los tumores de mama, se producía una infección que eliminaba, a veces, el tumor. Existen muchas otras pruebas del interés humano por el estudio de la inmunidad biológica. Por ejemplo, un jeroglífico en Menfis del año 3700 a. C. representa a una figura con signos de poliomielitis paralítica; en China, mil años a. C., se realizaban prácticas que hoy consideraríamos como primitivas vacunas: se extraía material de las vesículas de víctimas de viruela para inyectarlo a personas sanas, confiriéndoles inmunidad; Tucídides, el historiador griego, documentó en el 430 a. C. una plaga infecciosa en Atenas: observó que aquellos que habían sobrevivido a la enfermedad podían cuidar a los enfermos sin volver a contagiarse, sin duda el embrión del concepto de *inmunidad*.

En Grecia y Roma, la **teoría de los humores,** propuesta por Hipócrates (460-370 a. C.) y expandida por Galeno (129-c. 216), sostenía que la salud era el resultado del equilibrio entre cuatro humores corporales: sangre, flema, bilis amarilla y bilis negra.

La Edad Media

La medicina medieval en Europa tuvo sus desarrollos en el ámbito de la inmunidad. Durante la peste negra, en el siglo XIV, los médicos y la población en general notaron que algunas personas parecían ser invulnerables a la enfermedad después de haber sobrevivido a ella. Aunque no comprendían por qué, estas observaciones fueron cruciales para el desarrollo posterior de la inmunología.

Durante la Edad Media, los médicos europeos comenzaron a formular teorías rudimentarias sobre la inmunidad. Aunque muchas de estas teorías estaban basadas en conceptos erróneos —gran parte de ellas heredadas de las antiguas Grecia y Roma, como la teoría de los humores y los miasmas—, las observaciones empíricas seguían siendo válidas. A pesar de que esta teoría era incorrecta, algunas de las prácticas derivadas de ella, como la sangría, podrían haber tenido efectos inadvertidos en la modulación del sistema inmunitario.

Los médicos medievales europeos también utilizaron distintas plantas y minerales en sus tratamientos, algunos de los cuales tenían efectos inmunomoduladores. Por ejemplo, el uso de ciertas hierbas para tratar infecciones podría haber tenido una base empírica en la modulación del sistema inmunitario, aunque los médicos de la época no entendieran completamente estos efectos.

Las prácticas médicas chinas y turcas, como la **variolización** (la inoculación del virus de la viruela), influyeron en Europa a través de la comunicación y los viajes. Los médicos islámicos, con su erudición, fueron fundamentales en la preservación y expansión del conocimiento médico antiguo. Cuando Europa comenzó a emerger del oscurantismo medieval, redescubrió muchos de estos conocimientos a través de las **traducciones de los textos clásicos y de los tratados médicos islámicos.**

Ibn Sina, conocido como **Avicena** (980-1037), es uno de los médicos más influyentes de esta época. Su enciclopedia médica, *Canon medicinae*, fue un texto de referencia en Europa y Asia durante siglos. Avicena y otros médicos islámicos describieron numerosas enfermedades y sus tratamientos, muchos de los cuales implicaban principios que hoy reconocemos como parte de la inmunología.

Otro desarrollo interesante fue la práctica de la cuarentena. Introducida en Europa durante las epidemias de peste, la cuarentena implicaba el aislamiento de individuos infectados para prevenir la propagación de la enfermedad. Esta práctica, basada en la observación empírica de que el aislamiento podía prevenir la transmisión, es un precursor directo de las prácticas modernas de control de enfermedades infecciosas.

El Renacimiento

Gracias a la proliferación de universidades, el Renacimiento marcó el inicio de una nueva era en la medicina europea, caracterizada por un enfoque más científico y menos dependiente de la superstición. Durante este periodo, las observaciones empíricas de inmunidad y resistencia a enfermedades comenzaron a ser documentadas de manera más sistemática. Médicos como Girolamo Fracastoro (1478-1553) propusieron teorías sobre la transmisión de enfermedades que anticiparon la **teoría germinal de la enfermedad,** fundamental para la inmunología moderna.

Fracastoro, en su obra *De contagione et contagiosis morbis*, sugirió que las enfermedades eran causadas por semillas invisibles *(contagium vivum)* que podían ser transmitidas de persona a persona. Aunque esta teoría no fue completamente aceptada en su tiempo, estableció una base importante para los futuros descubrimientos en microbiología e inmunología.

El descubrimiento de las vacunas

Así que durante muchos siglos no se habló del concepto de *inmunidad*. Y no fue hasta la llegada del médico inglés **Edward Jenner** (1749-1823; justo a caballo entre el final de la Edad Moderna y el inicio de la Edad Contemporánea) que se ideó una estrategia para inmunizar a la población frente a una de las pandemias más terribles de la historia: la viruela.

Al menos desde el siglo x en China (donde la viruela era endémica) y en el siglo xvi en Turquía, existió una práctica rudimentaria que se bautizó posteriormente con el nombre de **variolización.** Consistía en insuflar a través de los orificios nasales de los niños un polvo que se había obtenido del resto de pus de pacientes convalecientes de viruela ya en los últimos días de recuperación. Para insuflar estos polvos se utilizaron diferentes utensilios incluyendo cañas de bambú. Pero, claro, estos inóculos no estaban estandarizados y, aunque la técnica funcionaba bastante bien, a veces se contagiaba la enfermedad (que podía ser mortal).

Lady Mary Montagu, que superó la viruela, pero cuyo hermano murió a causa de esta, era la esposa del embajador británico en Constantinopla a principios del siglo xviii. Conoció la práctica de la variolización en Turquía y, decidida a que no se le muriese ningún familiar más, mandó al médico de la embajada a aprender el procedimiento y se lo realizó a su propia hija de cinco años. Esto sucedía en marzo de 1718. Cuando regresó a Londres, el médico variolizó también a su hija de cuatro años presencia del médico del rey. El rey variolizó a dos nietos y la práctica se extendió como la pólvora.

Y ya a finales del mismo siglo xviii, Edward Jenner observó que las mujeres ordeñadoras de vacas sufrían una viruela vacuna muy leve y quedaban inmunizadas en caso de exposición al virus de la viruela humana (Variola virus: de ahí el posterior nombre de variolización a la práctica otomana). Nació así el concepto de *vacuna*. A partir de las costras de la viruela de la vaca, se preparaba el extracto que luego se inoculaba de forma subcutánea, haciendo una pequeña incisión en el brazo o el muslo de los niños.

¿Piensas que el **movimiento antivacunas** es algo de nuestros días? Pues nada más lejos de la realidad. Hay un grabado irónico de James Gilray, de 1802, en el que los vacunados aparecen con miembros de una vaca: cabezas, pezuñas, rabos, cuernos...

Esta práctica se expandió a lo largo y ancho del territorio español gracias a la expedición del médico alicantino **Balmis** y la enfermera **Isabel Zendal.** A bordo del barco María Pita salieron de Galicia con la que llamaron Real Expedición Filantrópica de la Vacuna (1803-1814) y recorrieron diversos países de América, llegando hasta Filipinas y China en último término. Resolvieron el reto de transportar la vacuna con una tripulación de veintidós niños huérfanos: vacunaban al primero y pasados entre siete y diez días lo ponían en contacto con otro de los niños para que le pasara el *Vaccinia virus* de la vaca. Iban así inmunizando a los huérfanos y conservando la vacuna, pues en ausencia de las neveras que hoy día conocemos, el extracto original solo hubiese sobrevivido siete días. Muchas cuestiones nos conectan con esta expedición y el presente: el reto de transportar la vacuna en aquella época fue titánico.

Sin duda, un periodo revolucionario de la inmunología sucede en la segunda mitad del siglo XIX. Para empezar, el padre de la inmunología moderna, **Louis Pasteur** (1822-1895), reinventa el concepto de *inmunidad,* concebido como *immunera* (de *in-*, que significaba «desde dentro», y *munera*, que significaba «muralla»). Además de la ultraconocida pasteurización, Pasteur desarrolló numerosas vacunas, como la de la rabia. Introdujo, asimismo, la idea de *vacunas «atenuadas»*, que tienen el microorganismo vivo pero muy debilitado y que se siguen utilizando en nuestros días.

Otro de los grandes de esa época es el alemán **Robert Koch,** padre de la microbiología moderna. Fue el primero en asociar una enfermedad infecciosa concreta a un agente causal específico. Descubrió la bacteria de la tuberculosis, causante del ántrax, y formuló los famosos postulados de Koch, que siguen vigentes, con mejoras y modificaciones, en nuestros días.

Los postulados de Koch son como las reglas de un juego de detectives en el que hay que descubrir al culpable de una enfermedad. En el siglo XIX, Koch se dio cuenta de que, para demostrar que un microbio era el responsable de una infección, había que seguir cuatro pasos muy claros: 1) el microbio sospechoso tenía que estar presente en todos los enfermos (y no en los sanos); 2) había que sacarlo del cuerpo y cultivarlo en el laboratorio; 3) al meter ese microbio en un animal sano, debía causar la misma enfermedad; y 4) al volver a sacarlo, debía ser exactamente el mismo microbio.

Aunque hoy sabemos que la realidad es un poco más complicada, estos postulados se han comprobado inútiles en algunos casos (se diseñaron para bacterias; Koch no sabía aún de la existencia de virus), pero fueron un gran avance para entender las enfermedades infecciosas.

Seguro que has escuchado a muchos **negacionistas** durante la pandemia de COVID esgrimir la idea absurda de que el SARS-CoV-2 no cumple con los postulados de Koch y que, por lo tanto, ¡no existe! Algunas corrientes negacionistas se agarraron a los viejos postulados de Koch como si fueran una lista sagrada e intocable y dijeron que el virus del COVID-19 no existía o que no se había demostrado su relación con la enfermedad, porque —según ellos— el SARS-CoV-2 no cumplía al pie de la letra esas reglas de hace más de cien años. El problema es que los postulados de Koch se hicieron pensando en bacterias, no en virus (¡Koch ni siquiera sabía que los virus existían!). Además, hoy tenemos técnicas muchísimo más avanzadas para identificar virus, como la secuenciación y estudios epidemiológicos masivos, que nos han permitido ver al virus en acción y entender cómo se transmite y enferma a la gente. Pedir que un virus respiratorio cumpla normas pensadas para bacterias es como exigirle a un móvil moderno que funcione con las instrucciones de un telégrafo. Simplemente no tiene sentido.

También resultó clave la aportación del rusofrancés **Iliá Méchnikov** (o Elie Metchnikoff, 1845-1916), discípulo de Pasteur. Este descubrió la *fagocitosis:* células que —cual comecocos— engullen bacterias o cualquier otra sustancia extraña que les resulte molesta. También describió los efectos beneficiosos del yogur para tener una flora intestinal sana y evitar un envejecimiento prematuro. Es, ni más ni menos, el tatarabuelo del concepto de *microbiota* que manejamos hoy.

Surgieron, así, **dos teorías de la inmunidad** contrapuestas. De la mano de Méchnikov, la rama llamada **celular,** donde las células eran lo más relevante de la respuesta inmunitaria, con la fagocitosis recién descubierta.

La fagocitosis es la mejor táctica de las células patrulla de nuestro sistema inmunitario innato. Cuando un microbio se cuela en el cuerpo, estas células (como los macrófagos) lo detectan, se le acercan, lo envuelven dándole *un abrazo mortal* y se lo tragan (o fagocitan). Una vez dentro, lo machacan y lo desintegran usando un cóctel químico agresivo. Son el equipo de recogida de basura de nuestro cuerpo, siempre listo para zamparse cualquier invasor sospechoso.

Por otro lado estaban los llamados **humoralistas,** que no es que se dedicaran a hacer reír a la gente. Los humores son todos los líquidos del organismo (sangre, linfa, lágrimas, saliva, líquido sinovial, etcétera), y en ellos habitan multitud de sustancias disueltas que son, según algunos investigadores (entre otros, Ehrlich, Von Behring y Kitasato), claves para la inmunidad; son los llamados *cuerpos inmunitarios*. También descubren que esta inmunidad se puede transferir con el suero, pues el suero de una persona inmunizada confiere inmunidad a una persona que no lo está (es lo que se intentó hacer durante la pandemia de COVID. Con el llamado plasma de convalecientes, que aportaba anticuerpos anti-SARS-CoV-2 a personas con riesgo de desarrollar una enfermedad grave). Es la época en la que se descubren los denominados grupos sanguíneos (A, B, 0), que seguimos llamando hoy exactamente igual.

Esta corriente de investigación —basada en las sustancias del suero— dominó los conocimientos de la inmunología en la primera mitad del siglo xx. Pero en 1944 se descubre que el rechazo de trasplantes tiene poco o nada que ver con los anticuerpos del suero. La prueba de la tuberculina que se realizaba mucho en aquel entonces también nos permite saber que se puede transferir inmunidad inyectando células. Así que células y sustancias solubles deben colaborar de modo estrecho para construir las defensas del individuo.

Es, por lo tanto, en la segunda mitad del siglo xx cuando ambos grupos de conocimiento tienen que colaborar y se conoce la inmunidad de un modo más completo.

Edad Contemporánea y futuro de la inmunología

La Edad Contemporánea de la inmunología se caracteriza por una serie de descubrimientos revolucionarios y avances tecnológicos que han transformado nuestra comprensión del sistema inmunitario y han dado lugar a nuevas terapias que salvan vidas. A continuación, repasamos algunos de los aspectos más destacados y recientes en la inmunología moderna.

Los descubrimientos clave del siglo xx

El siglo xx fue un periodo de intensa actividad en la investigación inmunológica. Uno de los avances más importantes fue el descubrimiento de los **grupos sanguíneos** por Karl Landsteiner en 1901. Este hallazgo no solo permitió realizar transfusiones sanguíneas seguras, sino que también abrió la puerta a la comprensión de las reacciones inmunológicas y la compatibilidad entre donantes y receptores de sangre.

En 1958, Jean Dausset descubrió las moléculas de trasplante, cruciales para los trasplantes de órganos. Este hallazgo permitió identificar y clasificar los llamados antígenos leucocitarios humanos (HLA,[1] por sus siglas en inglés), lo que mejoró significativamente el éxito de los trasplantes de órganos al minimizar el riesgo de rechazo.

Los anticuerpos monoclonales y su impacto

El desarrollo de los anticuerpos monoclonales en la década de 1970 por César Milstein y Georges Köhler revolucionó la inmunología y la medicina. Los **anticuerpos monoclonales** son anticuerpos idénticos que se producen en grandes cantidades y se dirigen específicamente contra un antígeno particular.

El uso de anticuerpos monoclonales ha transformado el tratamiento del cáncer. Por ejemplo, el anticuerpo monoclonal rituximab, dirigido contra el antígeno CD20 en las células B, ha sido fundamental en el tratamiento de linfomas y leucemias. Otros anticuerpos —como el trastuzumab para el cáncer de mama y el bevacizumab para diversos tipos de cáncer— han mejorado significativamente las tasas de supervivencia y la calidad de vida de los pacientes.

1. *Human leukocyte antigen.*

La revolución de la terapia celular

La terapia celular ha sido otra área de avance significativo en la inmunología moderna. Las terapias con células T modificadas (CAR-T) representan una de las innovaciones más emocionantes y prometedoras en este campo. En esta terapia, las células T del paciente se modifican genéticamente para expresar receptores quiméricos de antígeno (CAR) que les permiten reconocer y atacar específicamente las células cancerosas.

Aunque todavía se enfrentan desafíos, como los efectos secundarios graves y la logística compleja de la producción de células CAR-T, el potencial de estas terapias es inmenso y continúa siendo un área activa de investigación.

Inmunoterapia contra el cáncer: un hito reciente

La inmunoterapia contra el cáncer ha sido un avance revolucionario en la medicina moderna. James P. Allison y Tasuku Honjo recibieron el Premio Nobel de Fisiología o Medicina en 2018 por sus descubrimientos en la regulación del sistema inmunitario que han llevado al desarrollo de **inhibidores de puntos de control inmunitarios.** Los inhibidores de puntos de control han demostrado ser efectivos en una variedad de cánceres, incluyendo el melanoma, el cáncer de pulmón y el cáncer de riñón. Su éxito ha transformado los tratamientos y ha abierto nuevas vías para la investigación en inmunoterapia.

Las vacunas y la respuesta a la pandemia de COVID-19

La pandemia de COVID-19 ha puesto a prueba la capacidad de la inmunología y la biotecnología para responder rápida-

mente a una crisis global. El desarrollo de vacunas contra el SARS-CoV-2 en tiempo récord es un testimonio del poder de la ciencia moderna. Las vacunas de ARNm, como las desarrolladas por Pfizer-BioNTech y Moderna, han demostrado ser altamente efectivas y seguras, y representan una nueva plataforma para el desarrollo de vacunas.

La tecnología de ARNm, que permite la rápida producción de vacunas una vez que se identifica la secuencia genética del patógeno, es un avance revolucionario. No solo ha sido crucial para controlar la pandemia de COVID-19, sino que también tiene el potencial de acelerar el desarrollo de vacunas para otras enfermedades infecciosas y posiblemente incluso para algunos tipos de cáncer. De hecho, ya hay decenas de ensayos clínicos basados en esta tecnología para resolver problemas pendientes como una vacuna eficaz para la gripe o para el VIH, así como para diversos tipos de terapias frente a tumores.

Futuro de la inmunología: terapias personalizadas y nuevas fronteras

El futuro de la inmunología promete ser aún más innovador con el desarrollo de terapias personalizadas. La medicina «personalizada» (que utiliza la información genética y otros datos del paciente para diseñar tratamientos específicos) está comenzando a tener un impacto significativo en la inmunoterapia. Los avances en la secuenciación del genoma y la biología molecular están permitiendo a los investigadores desarrollar tratamientos específicamente adaptados al perfil genético y molecular del paciente.

Además, la **edición genética,** utilizando herramientas como CRISPR-Cas9 (un sistema enzimático descubierto en bacterias por el español Francisco Martínez Mojica), puede editar (y, por lo tanto, corregir) secuencias en el ADN. La capacidad de editar genes con precisión permite a los científicos modificar las células del sistema inmunitario para mejorar su capacidad de combatir enfermedades. Esto podría tener aplicaciones en una variedad de áreas, desde el tratamiento del cáncer hasta las enfermedades autoinmunitarias y las infecciones crónicas.

La investigación de la **microbiota intestinal** también está revelando nuevas conexiones entre el sistema inmunitario y la salud general. La microbiota, el conjunto de microorganismos que habitan en nuestro intestino, juega un papel crucial en la regulación del sistema inmunitario.

Muchas veces pregunto a mis estudiantes cómo se puede entender que el sistema genético humano (con unos 35 000 genes en sus 23 cromosomas) albergue genes para más de 10^{12} anticuerpos diferentes. Esta aparente contradicción la podemos resolver si comparamos los sorteos de la lotería navideña con los de cualquier sábado. En Navidad, tenemos un bombo con nada menos que cien mil bolitas de madera en las que se han tallado los cien mil números vendidos. En cambio, en la lotería de cualquier sábado lo que tenemos son cinco bombos, cada uno con las diez bolitas del cero al nueve. La combinación de estas diez bolitas en las cinco posiciones construye cien mil posibles números igualmente, pero solo hemos precisado cincuenta bolitas (diez en cada uno de los cinco bombos). Así, los genes de los anticuerpos están organizados en tres y cuatro fragmentos (que funcionarían a modo de bombos) y su combinación al azar nos permite construir millones de inmunoglobulinas (anticuerpos) diferentes.

Los últimos grandes descubrimientos en la historia de la inmunología supusieron justo esto: conocer la organización de los genes de anticuerpos y la organización de las células de élite de las defensas (que son los llamados linfocitos T y B) en clones. Contra todo pronóstico, cuando nuestro sistema inmunitario madura (suele suceder en nuestro primer año de vida), se forman miles de millones de clones diferentes, que nos van a defender a lo largo de la vida. ¿Significa esto que tienes desde que naciste los clones para defenderte del COVID? ¡Pues sí!

El conocimiento de estas estructuras tan particulares, las **inmunoglobulinas (o anticuerpos),** y su elevadísimo grado de especificidad frente a las sustancias a las que se dirigen ha propiciado la eclosión de nuevas posibilidades terapéuticas en las últimas décadas.

Desde la década de 1980 vivimos la auténtica era de la inmunoterapia. En el año 1984, el argentino César Milstein recibió el Premio Nobel por la técnica de generar anticuerpos idénticos en grandes cantidades (anticuerpos monoclonales) y en 1987, lo recibió el japonés Susumu Tonegawa por descubrir la estructura genética de los anticuerpos.

Con estos dos hallazgos se inicia el camino de la inmunoterapia moderna y sabemos que estas *balas de precisión* se pueden fabricar. Tanto es así que en 2018 ganan el Nobel James Allison y Tasuku Honjo. Ellos utilizaron estas herramientas para desbloquear los llamados «puntos de control» de la respuesta inmunitaria. Estos puntos se bloquean frente a algunos tumores, de modo que desbloqueándolos consiguieron que el sistema inmunitario volviera a tener acción terapéutica frente a esta patología. Aunque su máximo desarrollo se ha producido en el campo de la oncología, también se han desarrollado anticuerpos específicos para situaciones de alergia, enfermedades autoinmunitarias y otras afecciones que se escapan de los confines del sistema de nuestras defensas. Es una herramienta en plena efervescencia en este momento y se prevé que tendrá un gran desarrollo en los años venideros.

Finalmente, en la última década del siglo XXI se ha puesto en marcha el uso de linfocitos T quiméricos modificados genéticamente para atacar los tumores. Son quimeras porque tienen información genética de dos células diferentes y se comenzaron a utilizar para las leucemias. Además de para combatir tumores, serán claves en el tratamiento de enfermedades autoinmunitarias.

HITOS EN LA HISTORIA DE LA INMUNOLOGÍA

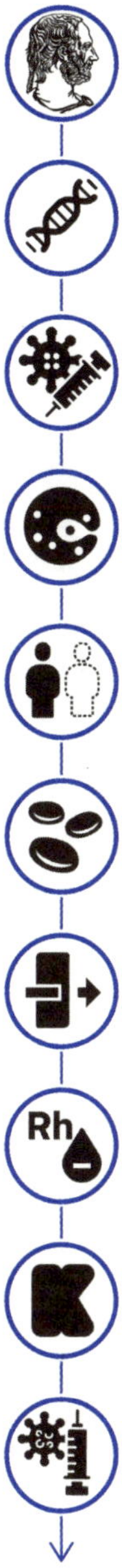

430 a.C.
Tucídides observa inmunidad tras la peste de Atenas

1796
Jenner desarrolla la primera vacuna contra la viruela

1880
Pasteur desarrolla vacunas atenuadas

1884
Metchnikoff descubre la fagocitosis

1890
Behring y Kitasato demuestran la inmunidad pasiva

1901
Landsteiner descubre los grupos sanguíneos

1944
Medawar describe el rechazo inmunológico de injertos

1958
Dausset identifica el sistema HLA

1975
Köhler y Milstein crean anticuerpos monoclonales

2020
Vacunas de ARN frente a SARS-CoV-2

ANTICUERPOS EN LA VIDA COTIDIANA

Prueba rápida de antígeno
Anticuerpos que detectan proteínas virales

Suero antitetánico
Anticuerpos que neutralizan la toxina del tétano

Prueba de embarazo
Anticuerpos que detectan la hCG

Sangre y leche materna
Anticuerpos IgG e IgA en fluidos corporales

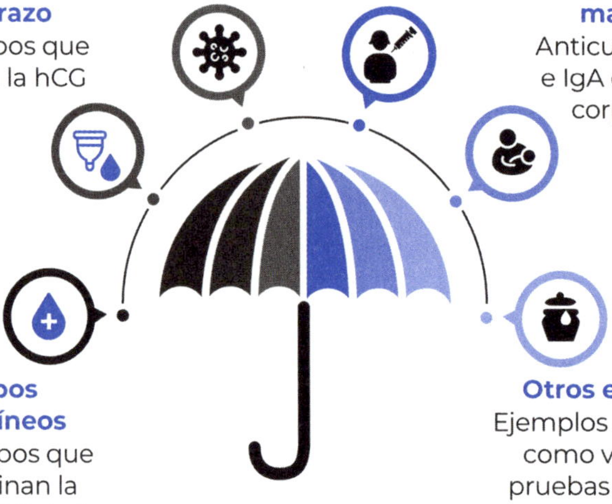

Grupos sanguíneos
Anticuerpos que determinan la compatibilidad sanguínea

Otros ejemplos
Ejemplos adicionales como vacunas y pruebas de alergia

PRIMERA PARTE

¿Qué son las defensas?

CAPÍTULO 1

¿Qué es esto de las defensas?

Las llamadas **defensas del organismo** son un conjunto de órganos, tejidos, células y moléculas de nuestro cuerpo que han evolucionado en paralelo con las especies y han alcanzado su máximo desarrollo en los mamíferos y, definitivamente, en el hombre. Es un sistema muy complejo, tan solo comparable con el sistema nervioso.

El sistema inmunitario surgió durante la evolución de las especies para combatir las infecciones.

Desde las plantas más primitivas se conocen elementos de eso que llamamos *defensas,* algunos de los cuales han perdurado hasta las especies más evolucionadas, como los seres humanos. Así, tenemos unas sustancias que se llaman *defensinas* y que son auténticos antibióticos naturales que produce nuestro organismo y que nos ayudan a matar bacterias y virus. Pues bien, hoy en día sabemos que hay sustancias homólogas a estas llamadas defensinas en muchas plantas. Se trata de un mecanismo de defensa muy antiguo y, si ha perdurado hasta nuestros días, podemos suponer que es tan útil como necesario.

El llamado sistema inmunitario lo integran un conjunto de mecanismos que protegen el organismo frente a diferentes amenazas para su integridad; tiene la capacidad de reconocer y reaccionar frente a lo dañino y tolerar lo inocuo, ya sea propio o extraño (hasta hace relativamente poco se decía que reconocía y discriminaba lo propio de lo extraño).

Me vas a entender perfectamente si te digo que hay sustancias propias dañinas, como las células de un tumor, y que, por tanto, deberíamos eliminar. Igualmente, hay sustancias extrañas a nuestro cuerpo que habitualmente son inocuas y no deberíamos reaccionar frente a ellas. Me estoy refiriendo a todo lo que compone los alimentos tanto vegetales como animales que ingerimos diariamente. ¿Te imaginas que nuestro sistema inmunitario reaccionara frente a todas las plantas y animales por considerarlos potencialmente peligrosos por ser extraños? ¡Entonces no podríamos comer absolutamente nada!

¿Cómo distingue el sistema inmunitario lo propio de lo extraño?

Para distinguir, en primer lugar, lo propio de lo extraño y a continuación, lo inocuo de lo dañino, el sistema inmunitario tiene que educarse y entrenarse. No nacemos sabiéndolo todo. El sistema inmunitario se educa en diferentes lugares (en los órganos y en los tejidos), en los que las células que lo integran se fabrican y luego son «seleccionadas», de forma que las que son incapaces de diferenciar los elementos *propios* de los *extraños* son eliminadas y no se incorporan a la circulación. Las células más especializadas de nuestras defensas (en el símil con *Star Wars* que utilizo algunas veces, serían los miembros del Consejo Jedi) se llaman linfocitos T y linfocitos B. Las primeras se educan en el **timo** (lo tenemos por delante del corazón, como las mollejas de cordero), mientras que las segundas se educan en la **médula ósea** (que se encuentra en el interior de nuestros huesos largos y planos, es el tuétano de un hueso del cocido, ver figura 2.1).

Tenemos dos «escuelas» para las defensas: el timo y la médula ósea.

¿Qué aprenden los linfocitos en estas escuelas?

Los linfocitos aprenden a entender qué es lo *propio*, adquiriendo así la capacidad de discriminar lo *extraño*. Este aprendizaje permite **eliminar las células inútiles o potencialmente autodestructivas.** Tan solo un pequeño porcentaje (aproximadamente el 5 %) de los linfocitos resulta útil y, por ende, conservado.

La selección de las células T útiles se lleva a cabo en diferentes etapas. Lo primero es que tienen que **expresar en su exterior proteínas capaces de reconocer estructuras propias de nuestro organismo.** Y no todas lo consiguen. Así que esa es la primera ronda de selección. Posteriormente, se prueban para saber si no atacan a nuestras propias células. Eso las convertiría en células muy dañinas (autodestructivas), así que las que hacen esto son eliminadas. Esta es la segunda ronda de selección.

SISTEMA INMUNITARIO

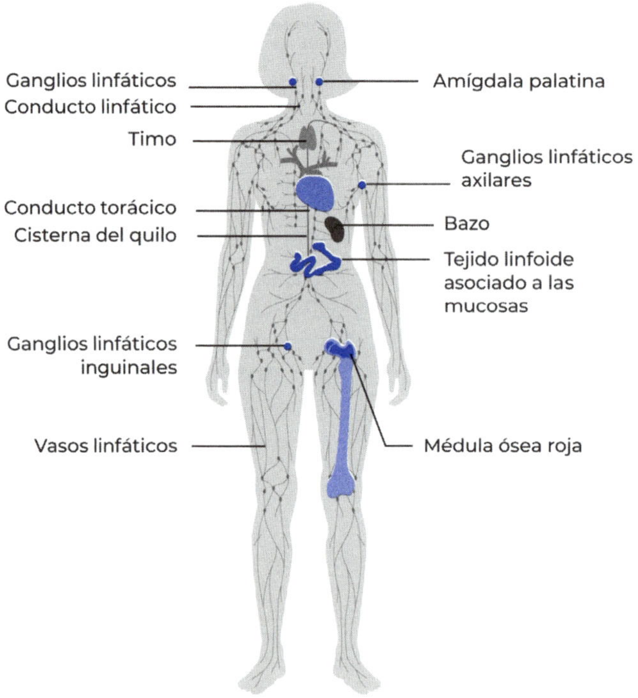

Tejidos linfoides. En la imagen se muestran los principales tejidos linfoides, así como una representación de la circulación linfática

¿Cómo reconoce el sistema inmunitario tantos antígenos?

Las células de nuestras defensas de élite, las de mayor nivel, son los llamados linfocitos T y B. Estos dos tipos de células se organizan en grupos de individuos idénticos que llamamos clones (volviendo a la comparación con *Star Wars*, son el Ejército Clon: todos los soldados son réplicas de uno). Un **clon** es un conjunto de células idénticas y específicas para un determinado agente infeccioso (por ejemplo, el virus de la gripe). Se calcula que tenemos más de 10^{15} clones de linfocitos T y B, capaces de reconocer un número similar de sustancias atacantes.

Así que cuando tenemos una infección, es el bicho que nos infecta el que pone en marcha que se active un grupo discreto de estos clones: los clones anti-CSARS-CoV-2, por ejemplo.

Conceptos básicos

El sistema inmunitario se enfrenta a amenazas a la individualidad

El sistema inmunitario reacciona frente a elementos que suponen un peligro para la salud del individuo, como en el caso de las infecciones; pero, además, reacciona frente a otras situaciones potencialmente nocivas, como en el caso de los trasplantes o la aparición de tumores (que son tejidos propios de nuestro organismo que han sufrido alteraciones y están creciendo de modo descontrolado).

Las líneas de defensa

Podemos considerar que, para hacer frente a los agentes dañinos que amenazan nuestra integridad, el sistema inmunitario se organiza en **tres líneas de defensa,** que actúan secuencialmente a medida que fracasan las del nivel inferior.

LAS LÍNEAS DE DEFENSA DE NUESTRO ORGANISMO

Línea	Denominación	Ejemplos de mecanismos de defensa	Ejemplos en *Star Wars*
1.ª	Piel y epitelios mucosos	Microvellosidades, pH ácido, péptidos antimicrobianos, microbiota	Murallas de Naboo
2.ª	Inmunidad innata	Fagocitos, complemento, mastocitos	Tropas de ewoks, soldados rasos de la resistencia
3.ª	Inmunidad adaptativa	Linfocitos T, linfocitos B, anticuerpos	*Jedis*

La **primera línea de defensa** (defensas externas) está constituida por la piel y los denominados epitelios mucosos. Son una superficie de células (como un velo muy fino) que recubre algunos tejidos y órganos, y que separan lo exterior de lo interior de nuestro cuerpo (las que recubren los tubos digestivo, respiratorio, genital, urinario y la superficie de los ojos). Estos epitelios son una **triple barrera: mecánica** (son como una pared de ladrillos unidos estrechamente, sobre los que hay ácidos y bacterias con los que convivimos), **química y microbiológica frente a las infecciones.** La función de estas barreras es impedir la entrada y la proliferación de agentes patógenos en el interior del organismo (figura 2.3). Ejemplos de estas barreras y algunas de sus armas son la piel y su pH, la lisozima de la saliva o la microbiota comensal (incorrectamente denominada *flora intestinal*).

LAS TRES LÍNEAS DE DEFENSA DEL SISTEMA INMUNITARIO

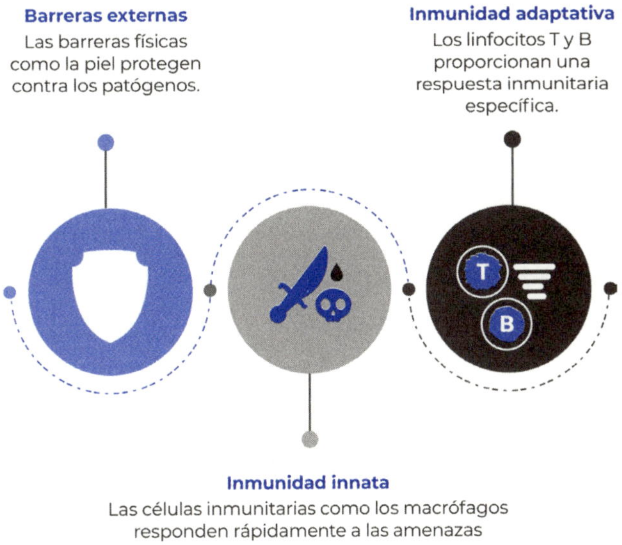

La **segunda línea de defensa** está constituida por células y moléculas capaces de eliminar patógenos de forma inespecífica y rápida cuando estos franquean la primera línea de defensa. El conjunto de elementos celulares y moleculares que participan en esta línea constituye la **inmunidad natural o innata** (inespecífica).

Entre las estrategias más útiles de esta línea está la llamada **fagocitosis.** Tenemos varias células con capacidad de «comerse» los microbios invasores. Y dentro de la célula los someten a una lluvia de enzimas que los destruyen completamente.

Una de las peculiaridades de esta línea de defensa es que no genera memoria a largo plazo, pero sí se puede «entrenar». De modo que, si hoy tenemos una infección respiratoria, y esta se pone en marcha, nos va a dejar una «inmunidad entrenada» para unos cuantos meses que nos va a proteger de una posible reinfección con el microorganismo actual, así como de nuevas infecciones con microbios de familias próximas.

La **tercera línea de defensa** está constituida por las células y las moléculas capaces de eliminar patógenos de forma específica, tras el fracaso de la primera y segunda líneas. El conjunto de células y moléculas que participan conforma la **inmunidad adaptativa (adoptiva o específica),** y se caracteriza por ser específica, lenta y con capacidad de generar memoria inmunológica.

Las moléculas por excelencia de este tipo de inmunidad son los **anticuerpos.** Son como misiles de máxima precisión y reconocen cada microbio de manera altamente específica. Así, un anticuerpo frente al SARS-CoV-2 no puede atacar a otro «bicho» que no sea este virus.

La memoria que esta inmunidad genera puede ser de larguísima duración (meses e incluso años). Justamente por esta característica se puso en marcha el uso de las vacunas para protegernos de enfermedades mortales o que podían dejarnos secuelas graves. Porque vacunándonos vamos a imitar el primer contacto con el agente infeccioso (sin sus graves consecuencias) y nos quedarán células y moléculas con memoria que estarán en nuestra sangre y en el interior de nuestros huesos durante muchísimos años.

La respuesta inmunitaria innata frente a la adaptativa

Cuando un patógeno consigue rebasar las líneas de defensa del organismo, el sistema inmunitario debe reconocerlo y eliminarlo. Para ello, como acabamos de ver, el sistema inmunitario dispone de dos tipos de respuesta: la **respuesta innata, natural o inespecífica** y la **respuesta adquirida, adaptativa o específica.** Ambas comparten idénticos mecanismos efectores de destrucción, pero difieren en las estructuras moleculares que reconocen en los agentes infecciosos.

Cuando entran gérmenes dañinos a nuestro cuerpo, la **respuesta innata** es muy rápida para defendernos, pero no todos sus componentes se ponen en marcha al mismo tiempo. Estos componentes actúan sin ser específicos contra un tipo particular de germen y no recuerdan a los invasores para la próxima vez. En esta defensa rápida intervienen diferentes tipos de células, como las **células asesinas naturales (NK)** y otras que vemos habitualmente en nuestros análisis de sangre **(neutrófilos, basófilos y eosinófilos)** y las que más especializadas están en comerse todo lo que pillan, los **macrófagos.** Pero también intervienen proteínas y otras moléculas: tenemos antibióticos en nuestras lágrimas y saliva (lisozimas) y tenemos una colección de proteínas que neutralizan y matan microbios en nuestra sangre (sistema de complemento). Así que disponemos de un arsenal estratégico de tremenda magnitud.

A la par que actúa la respuesta inmunitaria innata, se pone en marcha la **respuesta inmunitaria específica.** Esta respuesta, a diferencia de la innata, tarda varios días en activarse completamente. Tiene un origen evolutivo más reciente, reconoce gérmenes específicos (distingue una salmonela de un virus de la gripe) y genera memoria. Entre las armas de élite tenemos **células** —entre las que se incluyen linfocitos T, linfocitos B, células «cotillas» (llamadas técnicamente células presentadoras de antígenos), como podemos denominar a las que se encargan de presentar los gérmenes a los linfocitos T— y **moléculas,** que incluyen anticuerpos e innumerables citocinas.

Las citocinas son mensajes que se mandan entre las diferentes células del sistema inmunitario y que sirven para coordinar las defensas del cuerpo. Sirven para avisar de que hay una infección, activar a otras células que van a luchar contra el invasor o, cuando todo termina, dar la señal de misión cumplida para que la respuesta se apague y no cause daños innecesarios. Sin estas señales, el sistema inmunitario estaría desorganizado y no funcionaría bien. Son como las hormonas de las defensas y actúan como cuando mandamos un mensaje de texto por teléfono diciendo «cómprame el pan, por favor». En su caso, el mensaje puede ser: «Tienes que matar a quien tienes enfrente» (refiriéndose a una célula infectada o a una cancerosa).

¿En qué consiste la inflamación?

Nuestras defensas (nuestro sistema inmunitario) nos protegen de las infecciones al reconocer gérmenes que pueden hacernos daño. Para ello, tienen muchos sensores en sus células que detectan características específicas de estos gérmenes. Algunos reconocen características comunes (por ejemplo, es como si yo reconociese a todas las personas que visten un jersey amarillo..., son todas diferentes, salvo porque visten un jersey del mismo color), mientras que otros detectan características únicas (si usamos el mismo símil, sería como distinguir entre dos personas que son idénticas salvo en el color de los ojos y fuésemos capaces de diferenciarlas).

Además, cuando nuestras células están en peligro, por ejemplo, debido a una quemadura (por frío o calor) o al estrés, envían señales de alerta que nuestro sistema de defensa también puede reconocer.

Acabamos de decir que nuestro cuerpo detecta a los gérmenes con sensores. Y es que los gérmenes tienen en su superficie señales (ese jersey amarillo que hemos puesto de ejemplo) que son como alarmas interiores, una especie de huella digital que nuestro cuerpo reconoce.

Imagina que te cortas o enfermas. Tu cuerpo reacciona con algo llamado **inflamación.** Es como una alarma que suena cuando hay un daño. Esto puede suceder en dos situaciones:

- Cuando hay gérmenes atacando (causa externa).
- Cuando tus propias células mandan señales de que algo no está bien (causa interna).

La inflamación trabaja para proteger tus tejidos y empezar a reparar el daño. Es un mecanismo muy importante de defensa. Actúa como un equipo de rescate: envía señales para que lleguen más «ayudantes» al área lastimada. En este equipo hay células especiales que siempre están listas para actuar, como los neutrófilos y los macrófagos, que son los primeros en llegar cuando suena la alarma.

Habitualmente, una zona inflamada está roja, con calor y con abultamiento. Esto es porque hay una actividad frenética para que lleguen células defensivas a la zona. Para ello ha habido que ampliar los carriles circulatorios de la sangre (por eso está todo enrojecido y notamos calor).

Hay una extremada coordinación entre células y proteínas de las defensas

Como ya hemos indicado, nuestras defensas actúan cuando nos atacan elementos extraños, como los gérmenes. Podemos pensar en este sistema como si tuviera dos maneras principales de defendernos: una es rápida y general, y la otra es más específica y «aprende» con el tiempo.

La primera manera, que es una defensa rápida, se llama **respuesta humoral** (su nombre hace referencia a todos los líquidos del cuerpo humano, que en su conjunto los médicos denominaron *humores*). Son como un equipo de sustancias disueltas en la sangre, como los anticuerpos, que trabajan juntos para atacar y eliminar gérmenes.

Y la segunda es la llamada **respuesta celular.** Podríamos definirlas como un grupo de células especiales que trabajan en equipo para enfrentar directamente a los gérmenes.

Estas dos formas de defensa trabajan juntas y se ayudan mutuamente. Aunque a veces escuchamos términos como *respuesta humoral* y *respuesta celular*, lo importante es saber que ambas tienen partes que están disueltas en la sangre y otras que son células en acción. ¡Y juntas hacen un gran trabajo protegiéndonos!

Cuando el sistema se pone en acción, los gérmenes se echan a temblar

Nuestro cuerpo tiene barreras como la piel que impiden que los gérmenes entren. Pero no son barreras perfectas (por ejemplo, nos cepillamos los dientes con fuerza y nos hacemos una heridita en las encías, o, paseando descalzos por la playa, nos clavamos una astilla). Así que algunos gérmenes logran pasar, y entonces se tienen que enfrentar a nuestras defensas internas.

Así que en cuestión de minutos (si acaso horas), se ponen en marcha los principales mecanismos de nuestras defensas naturales.

Por una parte, actúan las células con dos estrategias fulminantes:

- Se comen todo lo que pillan que les resulta extraño **(fagocitosis).**

- Matan a toda célula sospechosa de estar infectada o de ser un tumor (**células asesinas naturales,** NK por sus siglas en inglés).

Además, los factores disueltos en la sangre ponen en marcha otras estrategias complementarias:

- Agrupar todo elemento extraño **(aglutinación de gérmenes).**
- Marcar las bacterias para que luego se las coman y las maten **(sistema de complemento).**
- Avisar a otras células para que vayan a la zona por el peligro de infección **(citocinas).**

Si todo lo anterior no fuera suficiente, el sistema se asegura de que se pongan en marcha las defensas de élite. Así que entre las estrategias de la inmunidad específica tenemos:

- Se ponen en acción los **linfocitos T:** es como si se convocara al Consejo Jedi y se diseñara la estrategia para cada germen.
- Se activan los **linfocitos B específicos:** hay un anticuerpo *jedi* para cada germen y se «encargan» copias idénticas masivas para que se deshagan de él.

La primera vez siempre es diferente al resto: las defensas aprenden, como en el cole

Tu sistema inmunitario es como una biblioteca que guarda información de los «intrusos» con los que se ha encontrado anteriormente. Así, cuando un germen dañino (como un virus o una bacteria) entra en contacto con nuestro cuerpo por primera vez, nuestras defensas se toman un tiempo para reconocerlo y aprender a combatirlo. A esto se le llama **respuesta primaria.** Es como si el sistema inmunitario estuviera estudiando a ese «intruso» para saber cómo enfrentarlo.

Algunos puntos clave sobre este primer encuentro son:

- Tarda un poco en arrancar, entre una y dos semanas.
- Hay dos tipos de defensas en juego: una que involucra a nuestras células y otra que genera anticuerpos, los *jedis* (proteínas) especializados. El *jedi* principal en esta etapa es un anticuerpo llamado **inmunoglobulina M (IgM).**
- Estos anticuerpos surgen después de un tiempo de «preparación» y alcanzan su máxima concentración alrededor de doce a veinte días después del primer encuentro con el germen. Luego, su número disminuye rápidamente.

Si en el futuro este mismo germen intenta invadirnos nuevamente, ¡nuestro sistema inmunitario ya está listo! Como ya reconoce al enemigo, su respuesta es más rápida y efectiva. Esta reacción se denomina **respuesta secundaria** o **memoria inmunitaria.** Presenta algunos detalles interesantes:

- Actúa rápidamente gracias a la memoria que ha almacenado.
- Al igual que en la primera respuesta, se activan tanto las defensas celulares como la producción de anticuerpos.
- Esta vez, el *jedi* protagonista es un anticuerpo llamado **inmunoglobulina G (IgG).**

- Los anticuerpos aparecen mucho más rápido y alcanzan niveles más altos en la sangre. Y, lo mejor de todo, ¡pueden quedarse ahí durante meses o años, mucho después de que el microbio peligroso haya sido eliminado!

Gracias a la memoria inmunológica, nuestro cuerpo es más eficiente cuando se enfrenta a microbios que ya ha conocido antes. Esta memoria es un logro evolutivo muy reciente. ¡Es una maravilla de la naturaleza!

RESPUESTA PRIMARIA Y SECUNDARIA

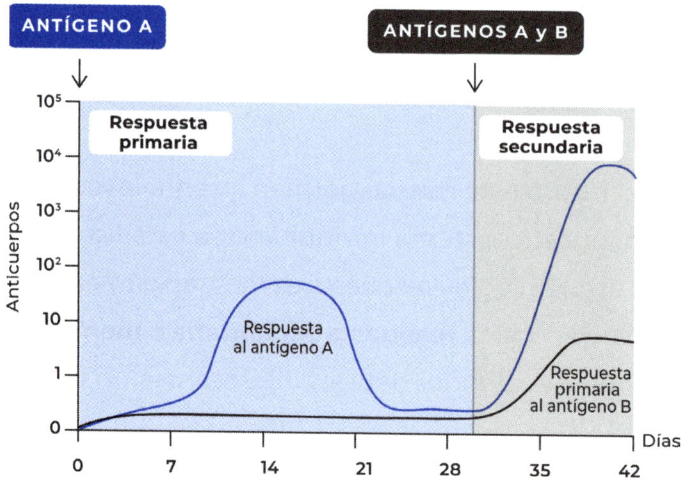

Respuesta primaria y secundaria. El gráfico muestra la concentración plasmática de anticuerpos en función del tiempo. Nótese que las respuestas adaptativas primaria y secundaria son específicas para cada antígeno. La respuesta adaptativa primaria de un antígeno y la respuesta adaptativa secundaria de otro pueden coexistir

Las defensas de élite son complejas y sofisticadas

Los linfocitos T y B tienen una serie de características que los hacen únicos y que son la razón de que —si no tenemos ninguna enfermedad— nos podamos librar de la mayoría de las infecciones sin mayores problemas.

1. **Especificidad.** ¿Sabías que nuestro sistema inmunitario tiene una precisión increíble, similar a la de un cerrajero? Para cada «cerradura» (o antígeno, el fragmento de un microbio), hay una «llave» específica. Por ejemplo, el sistema inmunitario reconoce de forma especial el virus de la gripe A por una pieza llamada hemaglutinina, que lo diferencia de cualquier otro virus, como el SARS-CoV-2 al que reconoce a su vez por la proteína «espiga».
2. **Diversidad.** Imagina tener una colección de billones de llaves. Bueno, eso es lo que nuestro sistema inmunitario tiene. Puede distinguir más de 10^{15} antígenos diferentes. ¡Es una capacidad asombrosa! Además, todo este regimiento de células se genera en nuestros primeros meses y nos servirá para toda la vida.
3. **Memoria.** Como ya hemos visto, las defensas tienen algo parecido a una agenda donde anotan cómo lidiar con cada «intruso». La primera vez que se enfrentan a un germen, aprenden sobre él. Si el mismo germen regresa, el sistema inmunitario está listo y responde mucho más rápido y de manera más efectiva.
4. **Especialización.** Las defensas están muy organizadas. Es como si tuviéramos diferentes equipos para diferentes

tareas: uno para los virus, otro para las bacterias y otros distintos para los hongos y los parásitos; uno para los que entran por vía respiratoria, otro para cuando están en la sangre o en el hígado... ¡Así de preparado está nuestro sistema inmunitario!

5. **Autolimitación.** Después de enfrentarse a un enemigo, nuestro sistema inmunitario tiene la sabiduría de calmarse y volver a su estado normal. Así evita estar siempre en alerta máxima. Y como es un sistema muy variado y potente, estos mecanismos de control son importantísimos: cuando se alteran, se pueden producir enfermedades y hacer daño a nuestros propios tejidos.
6. **No autorreactividad o tolerancia.** El sistema inmunitario es como un guardia de seguridad que sabe quiénes son los habitantes del edificio que custodian y quiénes son los intrusos. No ataca a las células y moléculas propias, gracias a mecanismos que eliminan a los linfocitos que podrían hacerlo. Cuando estos mecanismos fallan, pueden surgir enfermedades autoinmunitarias, como la diabetes o la esclerosis múltiple (entre muchas otras).
7. **Clonalidad.** Aquí es donde todo se pone aún más interesante. Porque, cuando un intruso entra en nuestro cuerpo, solo un grupo específico de defensores (linfocitos T y B) es activado. Estos linfocitos tienen receptores únicos que se unen al germen que nos ha infectado. Una vez activados, se multiplican para formar un ejército especializado contra ese germen en particular (y no para ningún otro). Después de la batalla, algunos de estos defensores

se convierten en «guardianes de la memoria», listos para actuar si el intruso regresa. Estas células con memoria pueden estar en la sangre o abrigarse dentro de nuestros huesos.

Hay que hablar de los «malos» de la película

¿Qué es un antígeno?

Es el fragmento de un germen que pone en marcha las defensas. Se podría decir que es un invitado no deseado para nuestro sistema inmunitario. En nuestro símil particular, podría ser cualquier *sith* de la saga galáctica. Imagina que tu cuerpo es como una gran fiesta exclusiva donde solo entran invitados especiales (las células y las moléculas que te mantienen vivo y bien). En esta fiesta a veces intentan colarse intrusos, y esos son los antígenos.

Los antígenos son moléculas que nuestro cuerpo no reconoce como propias y que pueden hacer que nos sintamos mal (como los virus de la gripe, por ejemplo).

Los antígenos suelen ser proteínas un poco complejas, pero la verdad es que cualquier gran molécula puede ser un antígeno si nuestro cuerpo decide que no es bienvenida.

¿Cómo reconoce nuestro cuerpo a estos intrusos?

Nuestro sistema inmunitario reconoce a estos indeseados visitantes a través de una pequeña parte de ellos llamada **epítopo.** Es como si para recordar a un intruso nos fijáramos solo en sus ojos. Lo importante es que esos epítopos nos ayudan a identificar y recordar a los intrusos la siguiente vez que intenten colarse a la fiesta.

Diversidad en los antígenos: no todos los intrusos son iguales

¡Pero, ojo! No todos los antígenos son iguales. Algunos son realmente buenos, haciendo que nuestro sistema inmunitario reaccione y se prepare para futuras visitas (los **inmunógenos**). Otros, los **haptenos,** son un poco más astutos y, aunque solos no pueden hacer mucho, si se unen a otras moléculas pueden hacer que nos sintamos mal. Los **tolerógenos,** aunque inicialmente pueden activar nuestro sistema inmunitario, cada vez que regresan, su reacción es más y más débil. Y esto es bueno y necesario, porque hay muchas sustancias extrañas con las que convivimos (todos los alimentos, por ejemplo) y no sería nada agradable producir una respuesta inmunitaria frente a todas ellas.

Antígenos con diferentes propósitos: alérgenos, autoantígenos y más

Dependiendo de cómo interactúan con nosotros, los antígenos pueden tener diferentes nombres. Por ejemplo:

- **Alérgenos.** Son esos antígenos que hacen que algunas personas estornuden con el polvo o el pelo de los gatos.
- **Autoantígenos.** Son moléculas que deberían ser aceptadas en nuestra «fiesta», pero por algún fallo en nuestra respuesta inmunitaria, el cuerpo las rechaza y ataca.
- **Aloantígenos.** Son antígenos que vienen de otros individuos de nuestra misma especie. Es lo que sucede, por ejemplo, en los trasplantes de órganos.
- **Antígenos tumorales.** Son esas moléculas que están presentes solo en células cancerosas y que nuestro cuerpo intenta atacar.

En conclusión, los antígenos pueden ser complicados y actuar de diferentes maneras, pero lo crucial es que nuestro cuerpo tiene un sistema sorprendente que trabaja incansablemente para reconocerlos y luchar contra ellos para mantenernos sanos. A veces, los científicos utilizan este conocimiento sobre antígenos e inmunidad para ayudarnos a estar protegidos de enfermedades (¡como con las vacunas y otras variantes de la inmunoterapia!).

Coordinación de las defensas: el papel de Yoda

Para combatir completamente un microorganismo dañino, nuestro sistema de defensas necesita que todas sus herramientas trabajen bien coordinadas, desde células hasta moléculas.

En las tropas de élite, los linfocitos T cooperadores son quizá los más importantes (en nuestro símil galáctico, sin duda, estaríamos hablando del maestro Yoda). Algunos de estos linfocitos causan inflamación para luchar contra los invasores, mientras que otros activan las células productoras de los anticuerpos.

Estos linfocitos se comunican entre sí usando sustancias especiales llamadas **citocinas,** creando una especie de red de comunicación celular. A través de estas citocinas mandan mensajes inequívocos de lo que tienen que hacer las células receptoras del mensaje.

Para hacer su trabajo, estas células necesitan lugares especiales en el cuerpo, similares a estaciones base. En algunas de estas «estaciones», las células se preparan para combatir, como la médula ósea y el timo (a los que llamamos **órganos linfoides primarios**). En otros lugares (también llamados **órganos linfoides secundarios,** como el bazo y los ganglios linfáticos), es donde las células realmente se activan y comienzan a combatir a los invasores.

Cuando estas células detectan algo dañino, como un virus o una bacteria, siguen tres pasos:

1. Reconocimiento: detectan al invasor.
2. Activación: se preparan para la batalla, activando ciertas funciones en su interior (preparan las armas).
3. Acción: atacan y combaten al invasor.

El sistema inmunitario también tiene células especializadas —llamadas células presentadoras de antígeno— que «muestran» partes del invasor a otros linfocitos, como si fuera un aviso de «mira a quién me encontré» (ya me he referido a ellas como las células «cotillas» en alguna otra ocasión). Una vez que las células de defensa «ven» a este invasor, se activan, se multiplican y comienzan a combatir.

Algunas de estas células combaten a los invasores que están dentro de nuestras células, mientras que otras luchan contra los que están fuera de ellas.

Las inmunopatías

Ya hemos presentado al sistema inmunitario y hemos hablado de sus estrategias de defensa contra infecciones y enfermedades. A veces, este sistema no funciona como debería, y eso puede conllevar diversos problemas. A continuación, presento una lista sencilla para entender estos problemas.

- **Inmunodeficiencias:** imagina que nuestro sistema inmunitario es como una fortaleza (Naboo). En el caso de algunas personas, una parte de las murallas no está bien construida o directamente falta, haciendo que sea más fácil para los invasores (como virus o bacterias) entrar. Algunas personas nacen con estas murallas débiles (por razones genéticas, como el caso de los «niños burbuja»), mientras que otras las ven debilitadas por diferentes razones, como en el caso del virus de inmunodeficiencia humana (VIH), que causa el síndrome de inmunodeficiencia adquirida (sida).
- **Enfermedades autoinflamatorias:** en otras ocasiones, nuestra fortaleza se encuentra —por error— en un estado constante de alarma, causando inflamación en diversas partes del cuerpo, aunque no haya un enemigo real.

Ejemplos de estas patologías son la enfermedad de Crohn y la colitis ulcerosa.

- **Enfermedades autoinmunitarias:** se producen cuando parte de nuestros defensores de élite (células específicas como las T o las B) se confunden y comienzan a atacar zonas de nuestro propio castillo. Por ejemplo, en la diabetes tipo 1, atacan el páncreas; mientras que en el lupus pueden atacar varias partes del cuerpo, porque se dirigen contra el ADN, que tenemos en todo el organismo.
- **Hipersensibilidad y alergias:** suceden cuando nuestro sistema de defensas reacciona exageradamente a elementos que, en realidad, no son un peligro. En el caso de las alergias, reacciona ante elementos como el polen o ciertos alimentos.
- **Rechazo de trasplantes:** si intentamos reparar una parte del castillo con piedras de otro castillo (trasplante), nuestras células inmunitarias pueden ver esas piedras como un enemigo y tratar de eliminarlas. Los médicos intentan calmar a estos defensores para que el nuevo material (el órgano trasplantado) pueda quedarse, porque el trasplante es difícil de conseguir, complejo de realizar y mejorará la calidad de la vida del enfermo. Hay que intentar que no se rechace.
- **Vigilancia antitumoral:** nuestras células, al replicarse, se equivocan y sufren mutaciones. Tenemos sistemas de reparación de estas anomalías. Además, el sistema inmunitario vigila estas células anómalas para invitarlas a «suicidarse» y que no generen problemas. Pero a veces esta

vigilancia falla y las células anormales prevalecen y crecen, formando tumores que, si se escapan del tejido inicial a otros, denominamos metástasis.

En resumen, es vital que nuestro sistema inmunitario funcione correctamente. Cuando no lo hace, médicos y científicos trabajan arduamente para encontrar formas de ayudar a las personas afectadas. Así que sigue mi consejo y ¡cuida tu castillo!

CAPÍTULO 2

No todo está en los genes (influencias de las hormonas y la edad en nuestras defensas)

Bien..., parece que la genética es fundamental en las defensas que vamos a tener a lo largo de la vida. Y así es, desde luego.

La genética a veces nos ayuda y a veces va contra nosotros a la hora de afrontar una infección.

Sirva como anécdota que, por ejemplo, cuando el Imperio español conquistó América, además de la masacre debida a las diferentes batallas que tuvieron los españoles con los indígenas, hubo en paralelo una batalla silenciosa. La que estaba jugando el virus de la viruela. En Europa, este virus había realizado auténticas masacres (de hecho, ha sido la pandemia más mortífera de la historia).

El virus de la viruela era desconocido para los indígenas del continente americano. Así que los españoles, al llevar «nuevos» virus allí, produjeron infecciones que fueron mortales en gran cantidad. Y esto es debido a que la genética de los indígenas americanos no estaba preparada para defenderse de este ataque.

La viruela, una de las enfermedades más mortíferas, asoló La Española a partir de 1518, extendiéndose luego a otras islas del Caribe y finalmente a Cuba, desde donde se propagó a Nueva España, América Central y Perú. Los cronistas de la época relataron que en muchas regiones, más de la mitad de la población indígena pereció —estas muertes masivas se llegaron a comparar con la caída de insectos, y afectaron tanto a los indígenas como a las élites políticas—.

Aparte de la viruela, enfermedades como el sarampión llegaron a La Española en 1495, seguida por la gripe, y se esparcieron gradualmente a otras islas caribeñas, a Panamá en 1523, México en 1531, y posteriormente a Guatemala, Honduras y Nicaragua.

De la misma manera, recordemos otra pandemia reciente, la producida por el VIH que, en última instancia, produce el sida. En los primeros años de la pandemia, cuando todavía no se habían desarrollado los actuales fármacos antirretrovirales, esta infección producía un 95 % de mortalidad. Sí, has leído bien el dato. Y se ha sabido que el 5 % restante superó la enfermedad justamente por unos cambios genéticos en algunas proteínas que tenemos en la superficie de nuestras células de las defensas. Así que hay factores genéticos que juegan a favor.

También, y debido a la pandemia por el SARS-CoV-2, se descubrió que las personas con el grupo sanguíneo A sufrían el COVID con más gravedad que otras (con el grupo O). También más recientemente se ha conocido que la variante ómicron tiene aún más avidez por este grupo A que la variante original.

Pero no todo está en los genes. Así, entre los factores intrínsecos que condicionan nuestras defensas hay dos que no pasan desapercibidos: las hormonas y el género. Hay dos momentos temporales en los que somos mucho más vulnerables a las infecciones y otras enfermedades por un fallo de las defensas, y no son otros que los dos extremos. Cuando nacemos y somos bebés, nuestro sistema inmunitario aún no está maduro. Tardará —en condiciones normales— hasta un año en desarrollarse completamente. Y durante ese tiempo, los bebés son más proclives a padecer infecciones. Por eso es tan importante que, si las mamás pueden y tienen leche suficiente, se les dé a los bebés leche natural materna, mediante la cual la madre transfiere al bebé los anticuerpos que tiene. Anticuerpos que habrá producido por haber pasado algunas infecciones y por haberse vacunado frente a otras.

Igualmente, cuando envejecemos, envejecen todos nuestros aparatos y tejidos, y se va degenerando todo el organismo. El sistema inmunitario no es ajeno a este envejecimiento. Este proceso, que sucede a diferentes ritmos en hombres y en mujeres, se conoce como **inmunosenescencia,** o lo que es lo mismo, envejecimiento del sistema inmunitario.

En la vejez las personas somos mucho más proclives a tener infecciones y a desarrollar tumores. Además, hay diferencias entre las enfermedades más frecuentes en mujeres (autoinmunitarias) y en varones (tumores), lo que indica que también hay una contribución diferencial del género, además de la edad.

Recordemos que el sexo masculino era un factor de riesgo para padecer una enfermedad más grave y una mayor mortalidad por COVID-19 (la mortalidad fue aproximadamente 1,7 veces mayor en los hombres, especialmente en varones mayores de treinta años). Aparte de los roles sociales y cómo se comporta cada género, parece que hay algo físico que hace que el sistema inmunitario masculino no responda tan fuerte al virus como el de las mujeres. Por cierto, las mujeres suelen reaccionar mejor a vacunas como la de la gripe, pero esta fuerte reacción también puede ser un problema en ciertas infecciones.

En resumen, el sistema inmunitario femenino tarda más en envejecer y lo hace lentamente, lo que provoca que sean más frecuentes en mujeres las enfermedades por exceso de respuesta inmunitaria, como las autoinmunitarias. En cambio, en los varones, el sistema envejece antes y de modo abrupto, lo que provoca una disminución fuerte de defensas y que se produzcan, por ejemplo, más tumores por falta de vigilancia ante su aparición.

A propósito del sexo y de la edad

El sistema inmunitario es una compleja red de células, tejidos y órganos que trabajan juntos para defender el cuerpo contra infecciones y enfermedades. Aunque todos los humanos comparten este sistema protector, existen diferencias significativas en cómo funciona y responde a lo largo de la vida.

Dos factores cruciales que influyen en estas diferencias son el sexo y la edad. Entender cómo afectan al sistema inmunitario no solo es fascinante desde un punto de vista científico, sino que también tiene implicaciones prácticas vitales para la medicina y la salud pública.

Imagina una cueva en cualquier lugar de Europa, África o Asia hace entre cien mil y doscientos mil años. Pequeños grupos de unos treinta hombres y mujeres buscaban refugio en estas cavernas, tratando de mantener el fuego encendido para protegerse del frío y de los animales salvajes. En esos tiempos, las principales causas de muerte eran los accidentes de caza, las infecciones y los desastres naturales. Para las mujeres, además, había que sumar las complicaciones durante el parto.

A continuación exploraremos cómo el sexo y la edad moldean las respuestas inmunitarias, influenciando desde la susceptibilidad a enfermedades hasta la efectividad de las vacunas. Abordaremos las diferencias biológicas y hormonales entre hombres y mujeres, y cómo estas diferencias se manifiestan en la respuesta inmunitaria. Además, discutiremos cómo el envejecimiento impacta en el sistema inmunitario de manera distinta según el género, revelando patrones que pueden ayudar a personalizar tratamientos y estrategias preventivas para mejorar la salud en todas las etapas de la vida.

Diferencias inmunitarias entre hombres y mujeres

Hace unos diez mil años, con la llegada de la revolución agrícola, empezaron a formarse asentamientos estables, que con el paso de los siglos se convirtieron en aldeas y ciudades con miles de habitantes. En estas primeras urbes, las familias vivían apiñadas junto con animales y basura, sin sistemas de limpieza ni alcantarillado. Esto creó un ambiente perfecto para la propagación de infecciones entre personas y animales, tanto por contacto directo como por el aire, a través de aerosoles y gotas respiratorias.

En aquella época, las epidemias de enfermedades altamente contagiosas —gripe, viruela, neumonías, tuberculosis, cólera, tifus, sarampión, polio, peste...— eran la principal causa de muerte. Esta situación se mantuvo durante miles de años, afectando tanto a adultos como a niños. Incluso hoy, el 69 % de las muertes de niños menores de cinco años se debe a infecciones.

En este contexto, no es sorprendente que las mujeres y sus descendientes desarrollaran defensas más fuertes, lo que aumentaba sus probabilidades de supervivencia gracias a la selección natural. Este proceso ayudó a la reproducción de la especie.

La pregunta es: ¿realmente el sistema inmunitario de las mujeres es más robusto? El **sexo biológico** se define por las características cromosómicas, los órganos reproductivos y los niveles de hormonas esteroides de cada individuo. Es un concepto diferente al de **género,** que incluye comportamientos y actividades determinados por la sociedad.

El sexo crea diferencias fisiológicas y anatómicas que influyen en la exposición, el reconocimiento, la eliminación y la transmisión de microorganismos. El género, por su parte, puede reflejar comportamientos que afectan a la exposición a microorganismos y al acceso a los sistemas de salud.

El sistema inmunitario no funciona de la misma manera en hombres y mujeres. Las diferencias se observan tanto en la inmunidad innata o natural —la primera línea de defensa del cuerpo— como en la inmunidad adaptativa —nuestras defensas de élite—, que se desarrolla a lo largo del tiempo en respuesta a exposiciones específicas.

Respuesta inmunitaria innata

Como hemos visto, la inmunidad innata es la respuesta inicial del cuerpo frente a patógenos y se caracteriza por ser rápida y no específica. En este ámbito, las mujeres tienden a mostrar una mayor actividad de ciertas células inmunitarias en comparación con los hombres. Por ejemplo, las células dendríticas de las mujeres producen significativamente más interferón alfa (IFN-α), que es una molécula mensajera de las defensas de primera línea. Esto produce una activación inmunitaria más fuerte y contribuye a una respuesta antiviral más eficaz, pero también puede aumentar el riesgo de enfermedades autoinmunitarias.

Por su parte, los hombres tienden a tener una mayor actividad de las células NK y producen niveles más altos de citocinas proinflamatorias, entre las que destacan la interleucina-6 (IL-6) y el factor de necrosis tumoral alfa (TNF-α). Esta diferencia puede hacer que los hombres sean más susceptibles a inflamaciones crónicas y enfermedades asociadas a la inflamación, como las cardiovasculares.

Respuesta inmunitaria adaptativa

En este ámbito, también se observan diferencias notables entre sexos. Las mujeres suelen exhibir respuestas moleculares y celulares más vigorosas a la estimulación por sustancias extrañas, la vacunación y las infecciones. Esta mayor respuesta se traduce en niveles más altos de anticuerpos y una mayor frecuencia de linfocitos T coordinadores circulantes en comparación con los hombres.

Además, los estudios clínicos han revelado que los hombres presentan un menor número de células T coordinadoras, así como peores proporciones entre células T coordinadoras. Esto puede explicar en parte por qué los hombres tienen una respuesta menos eficaz ante algunas infecciones y vacunas.

Implicaciones clínicas

La diferencia en la respuesta inmune entre hombres y mujeres tiene distintas implicaciones clínicas, entre las que cabe destacar:

- En infecciones agudas por VIH, las mujeres tienen una carga viral un 40 % menor que los hombres.
- Los hombres tienen el doble de probabilidades de morir por tumores malignos.

- Las respuestas a vacunas como la de la gripe son al menos dos veces más fuertes en mujeres.
- La mortalidad por COVID-19 en las primeras olas fue mucho mayor en hombres, a pesar de tener cargas virales similares.

Las mujeres suelen tener una respuesta inmunitaria más intensa, lo que permite una eliminación más rápida de microbios y una mayor eficacia de las vacunas, pero también conlleva una mayor susceptibilidad a enfermedades autoinmunitarias, que afectan al 80 % de las mujeres.

Enfermedades como el lupus eritematoso sistémico y la artritis reumatoide son significativamente más comunes en mujeres. En contraste, los hombres tienen una mayor incidencia de infecciones severas y respuestas inflamatorias exageradas, como se ha observado en el caso del COVID-19. Así que, en pocas palabras, cada género tiene sus ventajas y sus desventajas cuando se trata del sistema inmunitario.

El efecto de las hormonas sexuales en el sistema inmunitario

Las hormonas sexuales, como los estrógenos, la progesterona y la testosterona, juegan un papel crucial en cómo funciona nuestro sistema inmunitario. Estas hormonas no solo influyen en nuestras características físicas y reproductivas, sino que también afectan a cómo nuestro cuerpo combate las enfermedades.

Estrógenos y progesterona

Los estrógenos y la progesterona son las principales hormonas femeninas. Los estrógenos, en particular, pueden aumentar la producción de anticuerpos y mejorar la respuesta de ciertas células inmunitarias. Por ejemplo, durante el ciclo menstrual, los niveles de estrógenos varían, lo que puede hacer que las mujeres sean más o menos susceptibles a ciertas infecciones en diferentes momentos del mes. Además, durante el embarazo, los niveles de estrógenos y progesterona aumentan significativamente, lo que puede fortalecer el sistema inmunitario de la madre para protegerla tanto a ella como al bebé.

Sin embargo, esta potente respuesta inmunitaria también tiene su lado negativo. Las mujeres, debido a estos niveles hormonales, son más propensas a desarrollar enfermedades autoinmunitarias —es decir, el sistema inmunitario ataca por error las propias células del cuerpo—.

Testosterona

La testosterona es la principal hormona masculina y tiene un efecto diferente en el sistema inmunitario. En general, la testosterona tiende a suprimir o reducir la actividad del sistema inmunitario. Esto puede explicar por qué los hombres, en promedio, son más susceptibles a ciertas infecciones que las mujeres. La testosterona disminuye la producción de anticuerpos y reduce la inflamación, lo que puede ser beneficioso para evitar reacciones exageradas del sistema inmunitario, pero también puede hacer a los hombres más vulnerables a las infecciones. Y no solo infecciones, sino también a la formación de tumores a partir de los cincuenta años.

Además, se ha observado que los hombres con niveles más altos de testosterona tienen una respuesta más baja a algunas vacunas, como la de la gripe, lo que sugiere que esta hormona puede disminuir la efectividad de las vacunas en hombres.

Cambios en el sistema inmunitario con la edad

El envejecimiento trae consigo muchos cambios en el cuerpo, y el sistema inmunitario no es la excepción. A medida que envejecemos, nuestro sistema inmunitario se debilita (inmunosenescencia), lo que nos hace más susceptibles a enfermedades e infecciones. Este proceso no es igual en hombres y mujeres.

Envejecimiento del sistema inmunitario

Con la edad, el sistema inmunitario pierde eficacia. Los adultos mayores tienen una menor respuesta a las infecciones y las vacunas no son tan efectivas en ellos. La inmunosenescencia implica una disminución en la producción y la actividad de las células inmunitarias. Además, el cuerpo tiende a tener una inflamación crónica de bajo grado, lo que puede contribuir a diversas enfermedades relacionadas con la edad, como las cardiovasculares y neurodegenerativas.

Diferencias entre hombres y mujeres

Diversas investigaciones recientes han demostrado que los cambios en el sistema inmunitario con la edad difieren entre hombres y mujeres. En general, los hombres experimentan una disminución más rápida y pronunciada en la función inmunitaria adaptativa, que es la parte del sistema que recuerda y combate microbios dañinos específicos. Después de los sesenta y cinco años, los hombres muestran una mayor actividad inflamatoria y una menor capacidad de respuesta a nuevas infecciones.

Por otro lado, las mujeres tienden a mantener una mejor función del sistema inmunitario adaptativo durante más tiempo. Sin embargo, también tienen una mayor tendencia a desarrollar enfermedades autoinmunes a medida que envejecen. Este patrón puede estar relacionado con las diferencias hormonales y genéticas entre los géneros.

Rol de los cromosomas

Parte de estas diferencias se deben a los cromosomas sexuales. Las mujeres tienen dos cromosomas X, mientras que los hombres tienen un cromosoma X y uno Y. El cromosoma X contiene muchos genes relacionados con la función inmunitaria. Tener dos copias de estos genes puede ser una ventaja para las mujeres, ya que les proporciona una «copia de seguridad» en caso de que uno de los genes falle. Sin embargo, también puede llevar a una mayor activación del sistema inmunitario, contribuyendo a la predisposición a enfermedades autoinmunitarias y alérgicas, por un «exceso de respuesta».

Por su parte, los hombres, al tener solo un cromosoma X, son más vulnerables a las mutaciones en estos genes, lo que puede afectar su capacidad de combatir infecciones y de vigilar tumores. Además, el cromosoma Y tiene muy pocos genes relacionados con la inmunidad, lo que explica por qué el sistema inmunitario de los hombres es menos reactivo.

Implicaciones para la salud

Estos hallazgos tienen importantes implicaciones para la atención médica de los adultos mayores. Saber que los hombres son más susceptibles a infecciones y tumores, y que las mujeres tienen un mayor riesgo de enfermedades autoinmunitarias y alergias puede ayudar a los médicos a personalizar tratamientos y estrategias preventivas. Por ejemplo, los hombres mayores pueden beneficiarse de vacunas más frecuentes o dosis más altas, mientras que las mujeres mayores pueden necesitar un seguimiento más cercano para detectar enfermedades autoinmunitarias.

Impacto del sexo en enfermedades y vacunas

El sexo no solo afecta a cómo nuestro sistema inmunitario responde a las amenazas, sino también cómo enfermamos y reaccionamos a las vacunas. ¿Alguna vez te has preguntado por qué algunas personas parecen tener más efectos secundarios que otras? Bueno, el género tiene mucho que ver con eso.

Enfermedades autoinmunitarias, alergias, tumores e infecciones

Las mujeres tienen un sistema inmunitario más activo, y su inmunosenescencia es más tardía y menos rápida, lo que es genial para combatir infecciones, pero no tan bueno cuando el sistema se pasa de la raya y empieza a atacar el propio cuerpo o tiene lo que denominamos hipersensibilidad o alergia. Esto es lo que pasa en las enfermedades autoinmunitarias, como el lupus y la artritis reumatoide, que son mucho más comunes en mujeres. Es como si el sistema inmunitario se volviera un poco paranoico y viera enemigos donde no los hay. Y las alergias se producen frente a sustancias que la mayoría de la población tolera, mientras que, en cambio, un porcentaje creciente de personas (ahora mismo un 25 % que en veinticinco años llegará al 50 %) hiperreaccionan a sustancias que son inocuas (como ciertos alimentos o los pólenes en suspensión, entre otras sustancias).

Varios mecanismos fisiológicos pueden explicar la **incidencia desigual de enfermedades autoinmunes** entre hombres y mujeres:

- **Hormonas sexuales.** Los estrógenos, la progesterona y la prolactina parecen aumentar la actividad del sistema inmunitario, mientras que los andrógenos la disminuyen.
- **Inactivación anormal del cromosoma X.** En mujeres, uno de los cromosomas X es «silenciado» de forma aleatoria, pero algunos genes podrían escapar a esta desactivación, lo que se ha relacionado con la aparición de linfocitos autodañinos y enfermedades autoinmunitarias.
- **Interacción de bacterias intestinales con células inmunes.** Puede alterar el desarrollo normal de tejidos linfoides y modular el sistema inmunitario.
- **Factores ambientales.** El uso de cosméticos o la exposición al sol también pueden influir.
- **Niveles de anticuerpos.** Las mujeres suelen tener más anticuerpos y autoanticuerpos, lo que aumenta el riesgo de enfermedades autoinmunitarias.

Hay evidencias científicas que sugieren una relación entre el aumento de anticuerpos y las enfermedades autoinmunes. Por ejemplo, el posparto es un momento en que los niveles de anticuerpos y la aparición de dolencias autoinmunes aumentan. Además, existe una asociación entre el número de hijos y el riesgo de sufrir algunas enfermedades como la artritis reumatoide y las tiroiditis autoinmunes.

La administración de rituximab, un tratamiento biológico que bloquea los linfocitos B productores de anticuerpos, parece retrasar la aparición de artritis reumatoide en mujeres predispuestas. Además, los estrógenos aumentan la producción de anticuerpos por los linfocitos.

En contraste, **los hombres tienen un sistema inmunitario que es menos reactivo, tiene una inmunosenescencia más precoz y más drástica.** Esto significa que son más propensos a las infecciones graves y también a tener mayor número de tumores, ya que además no hay una buena vigilancia de su formación. Durante la pandemia de COVID-19, por ejemplo, se observó que los hombres tenían tasas de mortalidad más altas que las mujeres. Esto se debe en parte a que los hombres tienen respuestas inflamatorias más fuertes, lo que puede causar más daño cuando se enfrentan a infecciones graves.

Respuesta a las vacunas

Las vacunas funcionan estimulando nuestro sistema inmunitario para que esté preparado para combatir ciertas enfermedades.

Las mujeres suelen tener respuestas más fuertes a las vacunas que los hombres. Esto significa que las mujeres pueden desarrollar más anticuerpos después de vacunarse, lo que es excelente para la protección, pero también pueden experimentar más efectos secundarios, como fiebre y dolor en el lugar de la inyección.

En algunos estudios, se ha sugerido que las mujeres podrían necesitar una dosis más baja de ciertas vacunas para obtener la misma protección con menos efectos secundarios. Este tipo de aproximaciones aún no se ha realizado, pero no deberíamos tardar mucho tiempo en hacer una medicina más personalizada, que contemple, entre otras, las diferencias de género.

El caso particular del COVID-19 y sus efectos por sexo

La pandemia de COVID-19 nos ha enseñado mucho sobre cómo el sexo afecta a la respuesta a las infecciones. Desde el inicio de la pandemia, se observó que los hombres tenían más probabilidades de morir por COVID-19 que las mujeres. Esto nos da pistas importantes sobre las diferencias inmunitarias entre sexos. Además, una vez superada la fase aguda de enfermedad, es mucho más frecuente encontrar síntomas persistentes de COVID en las mujeres que en los varones.

Respuesta inicial a la infección

Cuando una persona se infecta con el virus que causa COVID-19, su sistema inmunitario se pone en marcha para combatirlo. Sin embargo, hombres y mujeres responden de manera diferente. Los **hombres** tienden a tener una **respuesta inflamatoria más**

fuerte, con niveles más altos de ciertas sustancias en la sangre. Esto puede causar daños adicionales en los pulmones y otros órganos.

Las **mujeres,** por otro lado, suelen tener una **respuesta más equilibrada.** Producen más interferones, que son moléculas de primera línea (citocinas) que ayudan a controlar las infecciones virales. Esta respuesta más equilibrada puede proteger mejor a las mujeres contra las formas más graves de COVID-19.

Vacunas contra el COVID-19

La diferencia en la respuesta inmunitaria también se refleja en cómo hombres y mujeres reaccionan a las vacunas contra el COVID-19. Las mujeres tienden a desarrollar respuestas más fuertes y producen más anticuerpos después de vacunarse. Esto es bueno, porque ofrece una mejor protección, pero también puede llevar a más efectos secundarios temporales, como fiebre y fatiga. Un efecto secundario observado más frecuentemente en mujeres que en hombres fue —por ejemplo— la inflamación de ganglios linfáticos.

Estos hallazgos resaltan la importancia de considerar el sexo en el desarrollo y la administración de vacunas.

Personalizar las dosis en la vacunación en función del género podría ser una estrategia efectiva para maximizar la protección y minimizar los efectos secundarios.

Disforia de género y personas transgénero

La **disforia de género** es una condición en la que una persona experimenta un malestar significativo porque su identidad de género no coincide con el sexo que se le ha asignado al nacer. Las **personas transgénero** son aquellas que viven con una identidad de género diferente a la asignada al nacer. En este caso, si han iniciado la terapia hormonal afirmativa de género, tienen que ser conscientes de que esta tiene efectos importantes en el sistema inmunitario.

En cuanto a las personas intersexuales, la literatura científica específica sobre su sistema inmunitario es limitada. La mayoría de los estudios se centran en aspectos relacionados con la endocrinología, la genética y los derechos humanos. Sin embargo, no se han encontrado investigaciones que aborden directamente cómo las variaciones intersexuales influyen en la función o respuesta del sistema inmunitario.

Terapia hormonal

Las personas transgénero pueden optar por recibir hormonas para que sus características físicas coincidan con su identidad de género. Por ejemplo, las mujeres trans (personas asignadas al sexo masculino al nacer que se identifican como mujeres) pueden tomar estrógenos, mientras que los hombres trans (personas asignadas al sexo femenino al nacer que se identifican como hombres) pueden tomar testosterona.

Los estrógenos y la testosterona no solo cambian las características físicas o los caracteres sexuales secundarios, sino que también influyen de modo detectable en el sistema inmunitario.

Los estrógenos pueden hacer que el sistema inmunitario sea más activo, mientras que la testosterona tiende a suprimir la respuesta inmunitaria. En pocas palabras, las alteraciones inmunitarias y la susceptibilidad a enfermedades van a ser las propias de cada género, con independencia de que el individuo sea cis —es decir, una persona cuya identidad de género y el sexo asignado al nacer son coincidentes— o trans. En los primeros, los efectos hormonales serán naturales; en los segundos, serán debidos a la hormonoterapia afirmativa.

Efectos en el sistema inmunitario

Ya hemos comentado que la terapia hormonal modifica significativamente el sistema inmunitario. En el caso de las mujeres trans, el aumento de estrógenos puede llevar a una mayor activación del sistema inmunitario, lo que podría aumentar el riesgo de enfermedades autoinmunitarias y de alergias, como sucede con las mujeres cis. Por ejemplo, hay estudios científicos que evidencian que algunas mujeres trans pueden desarrollar enfermedades autoinmunitarias como el lupus después de comenzar la terapia con estrógenos.

Por su parte, la testosterona en los hombres trans suprime parcialmente el sistema inmunitario, lo que reduce su capacidad para combatir infecciones. Esto no significa que los hombres trans sean inevitablemente más propensos a enfermar, pero es un factor que los médicos deben considerar al realizar los seguimientos de la salud de sus pacientes transgénero.

Impacto en la salud de las personas transgénero

Enfermedades autoinmunitarias

Diversas investigaciones sugieren que las mujeres transgénero pueden tener tasas más altas de enfermedades autoinmunitarias, especialmente aquellas que están en terapia hormonal. Como ya hemos indicado, los estrógenos aumentan la actividad del sistema inmunitario, lo que podría desencadenar o agravar enfermedades autoinmunitarias. Además, también pueden provocar una mayor incidencia de alergias y de otras enfermedades que cursan con «exceso» de defensas. Es crucial que las personas trans que reciben terapia hormonal se sometan a chequeos regulares para detectar posibles signos de estas enfermedades.

Respuesta a las vacunas

Las hormonas también pueden afectar cómo las personas transgénero responden a las vacunas. Las mujeres trans pueden tener respuestas más fuertes a las vacunas debido a los estrógenos, lo que —como hemos visto— podría resultar en una mejor protección, pero también en un mayor riesgo de efectos secundarios. En contraste, los hombres trans pueden tener respuestas más débiles debido a la testosterona, lo que podría reducir la efectividad de las vacunas. Esto subraya la importancia de personalizar las estrategias de vacunación para asegurar que todas las personas reciban la protección adecuada.

Salud general y acceso a la atención médica

Además de los aspectos biológicos, es importante considerar los **factores sociales y económicos que afectan a la salud** de las personas transgénero.

Las barreras para acceder a la atención médica adecuada, la discriminación y el estigma pueden contribuir a una peor salud general en la población trans.

Es fundamental que los profesionales de la salud sean conscientes de estas barreras y trabajen para ofrecer un entorno inclusivo y comprensivo para todas las personas, independientemente de su identidad de género.

ENFERMEDADES AUTOINMUNITARIAS (PROPORCIÓN MUJERES/HOMBRES)

Enfermedad	♀ : ♂
Lupus eritematoso sistémico	10-20
Síndrome de Sjögren	9
Tiroiditis de Hashimoto	8-18
Hepatitis crónica autoinmune	7
Síndrome antifosfolípido	5
Esclerodermia	5
Enfermedad de Graves	4-5
Esclerosis múltiple	3
Artritis reumatoide	3
Miastenia gravis	3
Enfermedad celiaca	2
Diabetes mellitus insulinodependiente	~1
Narcolepsia	~1
Psoriasis	~1
Enfermedad de Addison	~1
Espondilitis anquilosante	0,3

Y tenemos un actor más: la microbiota

La microbiota intestinal —esa comunidad de billones de microbios que habitan en nuestros intestinos— juega un papel crucial en nuestra salud. No solo ayuda a digerir los alimentos, sino que también influye en nuestro sistema inmunitario.

La composición de la microbiota puede variar según el género y la edad, lo que a su vez afecta a cómo nuestro cuerpo responde a enfermedades y tratamientos.

Diferencias en la microbiota según el género

Como hemos visto, y desde hace tiempo, se sabe que hombres y mujeres tienen diferencias en su respuesta inmunitaria. Pero estas diferencias pueden estar influenciadas por la microbiota intestinal. Algunos estudios han demostrado que la composición de la microbiota es distinta entre hombres y mujeres. Por ejemplo, algunas bacterias beneficiosas, como los *Lactobacillus*, son más abundantes en mujeres, mientras que otras pueden ser más comunes en hombres.

Las hormonas sexuales, como los estrógenos y la testosterona, también juegan un papel importante en estas diferencias. Los estrógenos pueden promover el crecimiento de ciertas bacterias beneficiosas, mientras que la testosterona puede tener el efecto contrario. Esto podría explicar por qué las mujeres suelen tener una microbiota más diversa y equilibrada, lo que contribuye a una respuesta inmunitaria más fuerte y eficiente.

Efectos de la edad en la microbiota

La microbiota intestinal no permanece constante a lo largo de la vida, sino que cambia con la edad. En la infancia, la microbiota se desarrolla rápidamente y se estabiliza en la adultez temprana. Sin embargo, **a medida que envejecemos, la diversidad de la microbiota tiende a disminuir.** Este cambio afecta a la función del sistema inmunitario, haciéndonos más susceptibles a infecciones y enfermedades inflamatorias.

Además, el envejecimiento tiene efectos diferentes en hombres y mujeres. Por ejemplo, se ha observado que los hombres mayores tienen una disminución más pronunciada en ciertas bacterias beneficiosas en comparación con las mujeres. Estos cambios pueden influir en la inflamación crónica y en otras condiciones relacionadas con la edad.

Interacciones entre microbiota y sistema inmunitario

La microbiota intestinal y el sistema inmunitario están en constante comunicación. Los microbios en nuestros intestinos pueden influir en la producción de células inmunitarias y en la respuesta del cuerpo a las infecciones. De la misma manera, el sistema inmunitario puede afectar a la composición de la microbiota al liberar diferentes tipos de anticuerpos y otras moléculas defensivas.

Un ejemplo fascinante es cómo ciertas bacterias intestinales pueden inducir la producción de células inmunitarias reguladoras, que son las que nos ayudan a mantener el equilibrio en el sistema inmunitario y previenen respuestas exageradas que podrían causar enfermedades autoinmunitarias. Estas interacciones son complejas y aún están siendo estudiadas, pero se sabe que la microbiota desempeña un papel crucial en la regulación de la inmunidad. Y no olvidemos que en el intestino es justamente donde se toma la decisión de si hay que activar el sistema ante una sustancia extraña (alimento) o no.

Implicaciones clínicas y futuras investigaciones sobre género y edad

Comprender cómo el género y la edad influyen en la microbiota y, a su vez, en el sistema inmunitario, tiene importantes implicaciones clínicas. Por ejemplo, nos serviría para **personalizar tratamientos probióticos** para mejorar la salud intestinal y la respuesta inmunitaria en diferentes grupos de personas. También podría ayudar a desarrollar estrategias de prevención y tratamientos más efectivos para enfermedades relacionadas con el sistema inmunitario.

La investigación futura debe centrarse en desentrañar estas complejas interacciones y en cómo se pueden manipular de modo seguro para mejorar la salud. Esto incluye estudios más detallados sobre cómo las hormonas sexuales y el envejecimiento afectan a la microbiota y cómo estos cambios influyen en la inmunidad.

El sistema inmunitario es una maravilla de la naturaleza. Por una parte, está lo que hemos recibido en herencia de nuestros padres, sobre lo que no podemos hacer mucho. Pero, además, existen influencias intrínsecas y extrínsecas que vamos a explorar en profundidad en diferentes capítulos de este libro. Las defensas están influenciadas por una variedad de factores, incluyendo el género, la edad y la microbiota intestinal. Comprender estas interacciones es crucial para mejorar nuestra salud y desarrollar tratamientos personalizados. Desde las diferencias innatas en la respuesta inmunitaria hasta el impacto de la terapia hormonal en personas transgénero y la influencia de la microbiota, cada aspecto aporta una pieza al complejo rompecabezas de la inmunidad humana.

Celebrar nuestras diferencias y adaptar la medicina a ellas no solo mejora nuestra salud, sino que también nos acerca a un cuidado más inclusivo y equitativo para todos.

¡Así que celebremos nuestras diferencias y trabajemos juntos por un futuro más saludable!

FACTORES QUE INFLUYEN EN EL SISTEMA INMUNITARIO

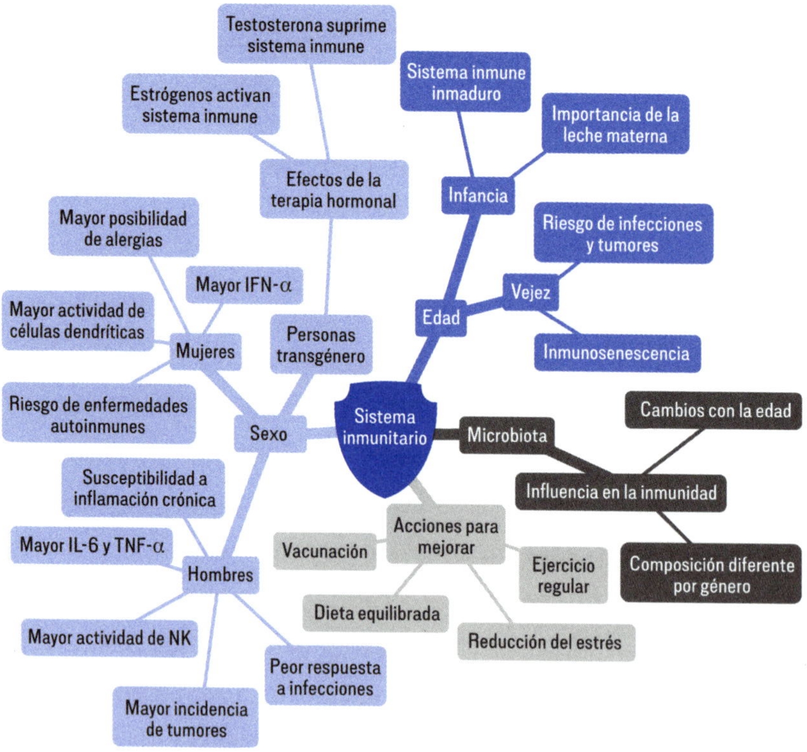

SEGUNDA PARTE

¿Podemos mejorar nuestras defensas?

CAPÍTULO 1

Nutrición: alimentos para tus defensas

En las temporadas de gripe, es común que los ciudadanos recurran a ciertos alimentos o vitaminas con la esperanza de fortalecer su sistema inmunitario. Entre los favoritos se encuentran la vitamina C (presente en los cítricos o en pastillas), el caldo de pollo y el té con miel.

> La salud de nuestro sistema inmunitario depende de un equilibrio de múltiples variables, no solamente de la alimentación ni de un nutriente en particular. Con todo, mantener una **dieta equilibrada y rica en diversas vitaminas y minerales, y adoptar un estilo de vida saludable** que incluya suficiente descanso, ejercicio regular y manejo del estrés, constituye la mejor estrategia para potenciar las defensas y equipar al cuerpo para combatir infecciones y enfermedades.

La alimentación tiene un impacto enorme en nuestra salud, en especial en cómo nuestro cuerpo se defiende ante las enfermedades. Si no comemos lo suficiente o si nuestra dieta carece de ciertos nutrientes clave, nuestro sistema inmunitario puede debilitarse, haciéndonos más vulnerables a infecciones y otras enfermedades serias.

Varias cuestiones pueden influir negativamente en la efectividad de nuestro sistema inmunitario. Entre ellas se encuentran:

1. **Envejecimiento.** Con la edad, se reduce la eficiencia de nuestros órganos (fundamentalmente, el timo y la médula ósea —el tuétano de los huesos—, que son los lugares donde se desarrollan muchas de nuestras células de defensa de élite) y, por ende, se produce una menor cantidad de células inmunitarias esenciales para luchar contra las infecciones. Además, el envejecimiento puede conllevar una dieta insuficiente en micronutrientes, lo cual puede agravar la disminución de la capacidad inmunológica de nuestro organismo.
2. **Contaminantes ambientales**.Incluyendo humo, partículas contaminantes y consumo excesivo de alcohol, tabaco y drogas. Estos agentes pueden causar alteraciones o la inhibición en la función normal de las células del sistema inmunitario.
3. **Sobrepeso.** La obesidad se considera una inflamación crónica de intensidad leve, dado que el tejido graso produce sustancias que promueven la inflamación (adipocinas).

Estudios recientes sugieren que la obesidad también aumenta el riesgo de contraer gripe, debido a una disfunción de los linfocitos T (los maestros Yoda), un componente crítico y fundamental de la respuesta inmunitaria.

4. **Nutrición deficiente.** Una alimentación inadecuada o la falta de nutrientes específicos pueden comprometer la generación y el funcionamiento de células inmunitarias y los necesarios anticuerpos.
5. **Condiciones de salud crónicas.** Hay diversas enfermedades, como las autoinmunitarias y las inmunodeficiencias (por defensas bajas), que pueden atacar y debilitar las células del sistema inmunitario. También en este grupo podemos incluir a las personas que están en tratamientos inmunosupresores para mantener a raya sus defensas, porque están siendo tratadas de un cáncer, o porque han sido trasplantadas y las defensas pueden poner en peligro el funcionamiento del nuevo órgano.
6. **Estrés psicológico prolongado o crónico.** El estrés provoca la liberación de algunas hormonas como el cortisol, que, aunque modulan la inflamación necesaria para estimular las células inmunitarias, en exceso pueden suprimir la función inmune. De hecho, el cortisol es el mayor inmunosupresor natural de nuestro organismo.
7. **Insuficiencia de sueño y reposo.** Durante el sueño, el cuerpo se regenera y libera citocinas que ayudan a combatir las infecciones. En las diferentes fases del sueño se ponen en marcha diferentes mecanismos reguladores y reparadores. La falta de sueño puede reducir la produc-

ción de estas sustancias, así como afectar al correcto funcionamiento de las células inmunitarias.

¿Existe una dieta que refuerce el sistema inmunitario?

Nuestro sistema inmunitario es una red compleja que utiliza distintos tipos de células y anticuerpos para combatir invasores como virus y bacterias. Para funcionar bien, necesita una variedad de nutrientes que se pueden encontrar en una dieta equilibrada, incluyendo vitaminas, minerales y otros compuestos presentes en los alimentos naturales. Últimamente, se ha descubierto que algunos componentes de las plantas y otros elementos presentes en los alimentos, que no son esenciales para vivir, pero que sí benefician a nuestro sistema inmunitario, pueden jugar un papel importante para mantenernos sanos.

Mantener una dieta variada y rica en nutrientes es esencial para la salud y la funcionalidad de todas nuestras células, incluyendo aquellas que componen el sistema inmunitario.

Adoptar ciertos hábitos alimenticios puede preparar el cuerpo para luchar contra agentes patógenos y reducir la inflamación excesiva. No obstante, es muy difícil que alimentos específicos ofrezcan una protección única. Diversos micronutrientes son cruciales en cada fase de la respuesta inmunitaria; entre ellos, podemos destacar la vitamina C, la vitamina D, el zinc, el selenio, el hierro y las proteínas, así como el aminoácido glutamina. Todos ellos se ingieren en una amplia gama de alimentos, tanto vegetales como animales.

Las dietas limitadas y deficientes en nutrientes, especialmente las altas en alimentos ultraprocesados y bajas en productos mínimamente procesados, **pueden perjudicar un sistema inmunitario saludable.** Además, se sabe que una dieta típicamente occidental, alta en azúcares refinados y carnes rojas, y pobre en frutas y vegetales, puede provocar un desequilibrio en la flora intestinal saludable y conducir a una inflamación crónica y una inmunidad debilitada.

Es interesante saber que la salud de nuestro sistema inmunitario está también estrechamente ligada al estado de nuestro **intestino.** El tracto gastrointestinal no solo es el lugar donde **absorbemos los nutrientes** de los alimentos, sino que actúa como una **barrera de defensa** contra patógenos. Una parte importante de nuestra inmunidad se basa en mantener la integridad de esta barrera intestinal. La **microbiota,** una compleja comunidad de billones de microorganismos en nuestro cuerpo, mayoritariamente en el intestino, es fundamental para la función inmunitaria y está siendo investigada activamente en los últimos años. Nuestro intestino, como sitio de significativa actividad inmunológica y producción de proteínas antimicrobianas, es influenciado por nuestra dieta, que determina qué tipos de microbios prosperan allí. Las **dietas altas en fibra de origen vegetal,** incluyendo frutas, verduras, granos integrales y legumbres, tienden a fomentar una microbiota beneficiosa. Estos microbios saludables pueden convertir la fibra en ácidos grasos de cadena corta que impulsan la actividad inmunitaria. Estas fibras, a menudo llamadas **prebióticos,** nutren la microbiota. Por ende, una dieta que incluya tanto alimentos **probióticos,** que contienen bacterias vivas beneficiosas, como prebióticos, que alimentan a estas bacterias, es claramente ventajosa para el sistema inmunitario.

Entre los productos que contienen probióticos se incluyen el kéfir, los yogures con bacterias vivas, y vegetales fermentados como el chucrut, el *tempeh*, la kombucha, el *kimchi* y el miso. Los prebióticos, que fomentan el crecimiento de bacterias beneficiosas en el intestino, pueden encontrarse en alimentos tales como el ajo, las cebollas, los espárragos, las alcachofas, las hojas de diente de león, los plátanos y las algas. No obstante, una recomendación más amplia sería consumir una diversidad de frutas, verduras, legumbres y granos enteros para asegurar una ingesta adecuada de prebióticos a través de la dieta.

En cuanto a la sopa de pollo, es un remedio casero común para sentirse mejor cuando estamos enfermos. Aunque no existen estudios clínicos que confirmen que la sopa de pollo pueda curar enfermedades más rápidamente que otros alimentos, sus ingredientes sugieren que podría valer la pena probarla. Es fácil de consumir, incluso con poco apetito, y proporciona líquidos y electrolitos para mantener la hidratación, especialmente importante cuando se tiene fiebre. Además, sus ingredientes tradicionales aportan nutrientes beneficiosos para el sistema inmunitario, como las proteínas y el zinc del pollo, la vitamina A de las zanahorias, la vitamina C del apio y las cebollas, y los antioxidantes presentes en zanahorias y también en cebollas y hierbas. Es una comida reconfortante y nutritiva que puede ser especialmente beneficiosa durante periodos de enfermedad y no requiere prescripción médica.

Por otro lado, la deficiencia de nutrientes esenciales puede comprometer la función inmunitaria. Estudios en animales indican que la falta de zinc, selenio, hierro, cobre, ácido fólico y vitaminas A, B6, C, D y E puede afectar a las respuestas inmunitarias. Estos nutrientes contribuyen al sistema inmunitario de distintas maneras: actúan como antioxidantes para proteger las células, apoyan el crecimiento y la actividad de las células inmunitarias y la producción de anticuerpos. La evidencia epidemiológica también ha mostrado que una nutrición deficiente incrementa el riesgo de infecciones bacterianas, virales y de otros tipos.

Por otro lado, en regiones donde la **malnutrición** es un problema común, hay una mayor incidencia de enfermedades infecciosas. Mientras tanto, en países más desarrollados, aunque la disponibilidad de alimentos es mayor, a menudo se consume una dieta con alto contenido calórico, pero baja en nutrientes esenciales, lo que también puede perjudicar la función inmunitaria.

En resumen, comer una variedad de alimentos saludables no es solo para sentirnos bien en el día a día, sino que es esencial para mantener un sistema inmunitario fuerte y listo para protegernos contra enfermedades. Es necesario reflexionar sobre la calidad de nuestra dieta y cómo podemos mejorarla para beneficiar nuestra salud a largo plazo.

¿Suplementos de vitamina D, sí o no?

La vitamina D es conocida por su papel clave en la salud de nuestros huesos, pero también es una superestrella en el mundo de nuestro sistema inmunitario. Se está indagando cómo la falta de vitamina D podría estar relacionada con enfermedades autoinmunitarias, esas condiciones en las que nuestro sistema de defensa se confunde y ataca el cuerpo, como en la esclerosis múltiple y la diabetes tipo 1. Además, se está investigando si tomar más vitamina D puede ayudarnos a luchar contra infecciones como la tuberculosis y la gripe común. Durante el COVID-19, por ejemplo, a los pacientes ingresados y con evolución grave se les administraban suplementos de vitamina D.

EL PLATO PARA COMER SALUDABLE

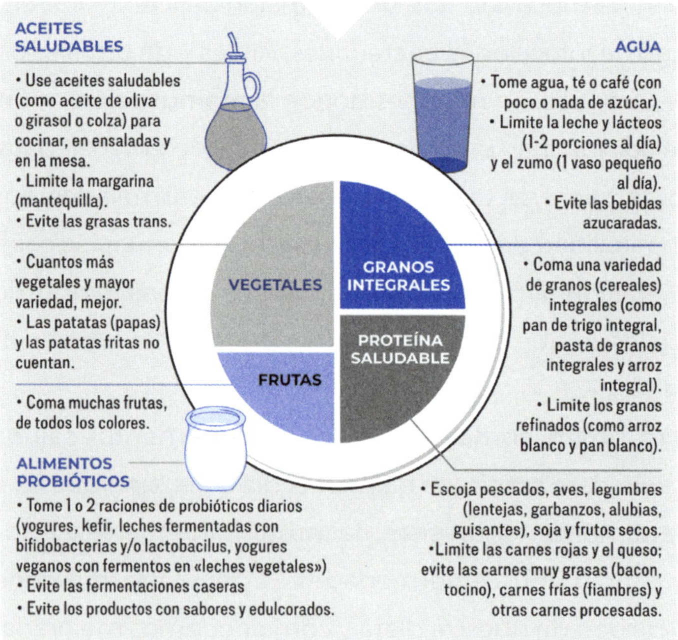

Adaptación propia del *Plato de Harvard*

Comer bien, con una dieta equilibrada y variada como la que sugiere el modelo del plato de la alimentación sana o plato de Harvard (figura 6), nos puede ayudar a evitar la falta de nutrientes esenciales. Pero hay gente que, por diferentes motivos, no puede alcanzar esa variedad nutricional en su dieta o que necesita más nutrientes de lo normal. Para ellos, tomar suplementos vitamínicos y minerales puede ser una solución. De hecho, hay estudios que muestran que los suplementos pueden dar un empujón al sistema inmunitario de personas en situaciones vulnerables, como familias con ingresos bajos, mujeres embarazadas o en periodo de lactancia, niños pequeños, personas con enfermedades graves o personas muy mayores.

Los adultos mayores también deben prestar especial atención. A medida que cumplimos años, nuestras defensas naturales se van debilitando, con menos células inmunitarias y de menor calidad, lo que nos pone en un riesgo mayor de sufrir complicaciones si enfermamos. Alrededor de un tercio de las personas mayores en países desarrollados no están recibiendo suficientes nutrientes. Esto puede ser por muchas razones, como no tener muchas ganas de comer debido a enfermedades crónicas, sentirse triste o solo, que los medicamentos interfieran con la absorción de nutrientes o el apetito, tener problemas para digerir bien los alimentos, o necesitar más nutrientes por una enfermedad concreta. También puede ser más difícil para ellos tener una dieta variada, quizá por razones económicas, porque no les apetece cocinar si viven solos, por problemas dentales, confusión mental o dificultades para conseguir alimentos saludables.

En estas situaciones de vulnerabilidad, puede ser necesario un pequeño empujón con tus **vitaminas y minerales:** un multivitamínico sencillo que cumpla con las cantidades diarias recomendadas puede ser de ayuda. Eso sí, nada de megadosis, porque, en lugar de ayudar, podrían causarte problemas o incluso debilitar tus defensas, especialmente con el zinc. Y recuerda...

Los suplementos no son un reemplazo de una dieta rica y variada, ya que no tienen todos los beneficios que sí ofrecen los alimentos saludables.

Suplementos de hierbas naturales

Hay quien dice que pueden reforzar nuestras defensas y hay varios bajo la lupa científica:

- **La equinácea.** En el laboratorio parece que puede enfrentarse a los virus de la gripe, pero los estudios en personas todavía no nos dan una respuesta contundente. Lo que es seguro es que tomar equinácea una vez que estamos resfriados no vale para nada y no nos va a curar más rápido, pero podría ser un suplemento útil para prevenir el catarro si se toma antes.
- **El ajo.** El compuesto estrella del ajo, llamado alicina, podría tener propiedades para luchar contra virus y microbios. Aunque la ciencia todavía no lo confirma al cien

por cien, un estudio mostró que quienes tomaron ajo se resfriaron menos. Eso sí, una vez que el virus atacó, el ajo no acortó la duración del resfriado. De nuevo, es útil, pero solo de modo preventivo. Y una vez que tenemos la infección no vale de nada ponernos de ajos hasta arriba.

- **Las catequinas del té.** Presentes en el té verde, podrían poner dificultades a la reproducción de algunos virus y potenciar nuestras defensas. Los estudios con personas son limitados y algunos están financiados por la industria del té, así que hay que tomarlos con cautela.

¿Hay algo de cierto en los anuncios que nos bombardean a diario sobre «fortalecer las defensas»?

Desgraciadamente, la inmensa mayoría de ellos son un pequeño fraude. Te invito a que veas en el capítulo final un análisis de los productos que habitualmente has visto anunciados como potenciadores de tus defensas.

Entretanto, sí tengo que aclararte algo: cuando se estudian en el laboratorio los efectos sobre el sistema inmunitario de un determinado nutriente, hay que tener muchas variables en cuenta y eso hace difícil que se puedan sacar conclusiones definitivas:

- A veces, los estudios de experimentación se hacen con animales (habitualmente, ratas o ratones), y aunque tengan un metabolismo similar, no siempre es del todo extrapolable al hombre.

- Hay estudios que a veces exploran la suplementación nutricional durante una semana, y otros, más de un mes... Como puedes imaginar, los resultados no son comparables.
- Hay estudios donde se da el suplemento en una concentración diez veces superior a la de otros, de manera que sus resultados tampoco son comparables.
- En algunas ocasiones, cuando se hace suplementación dietética hay que retirar alimentos del menú diario (por ejemplo, si estudiamos el efecto del yogur, hay que retirar todos los alimentos que contengan bacterias lácticas, como los embutidos) y tenemos que creer a los voluntarios que nos dicen que no los han probado. Siempre existe el riesgo de que los participantes en el estudio se estén saltando las normas.
- Cuando la investigación encuentra un cambio en una variable inmunológica, ¿en el fondo, sabemos si ese cambio tiene consecuencias sobre una vida más saludable y con menos infecciones o más leves? A menudo, esta última pregunta se queda sin contestar.

Como ves, es un puzle complejo. Las etiquetas de estos alimentos que publicitan los medios de comunicación y las redes sociales tienen que cumplir las normas dictadas por la Autoridad Europea de Seguridad Alimentaria (EFSA). Así, por ejemplo, cualquier alimento que contenga entre sus ingredientes vitamina D se puede anunciar como que «potencia las defensas», porque la EFSA ha aceptado que la vitamina D es un inmunopotenciador.

Algunos nutrientes con efectos inmunoestupendos

Vitamina A

La vitamina A es como el entrenador de un equipo de *jedis* que defienden tu cuerpo. Si no tienes suficiente vitamina A, es como si ese entrenador no estuviera haciendo su trabajo, y los *jedis*, que son las células que combaten los gérmenes, no se entrenan ni trabajan como deberían.

Sin esta vitamina, tus células defensivas no pueden comunicarse bien entre ellas, ni crear las armas especiales (los anticuerpos) para luchar contra los invasores (como virus y bacterias). La vitamina A es como el reparador de las paredes de tu castillo (las barreras de tu piel y las mucosas de tu cuerpo) y, sin ella, sus muros están rotos y el «enemigo» entra con más facilidad.

Un déficit de vitamina A es aún peor en la infancia, cuando los niños todavía están creciendo y necesitan más defensas. Sin la vitamina A, las paredes de su barriga se ponen débiles y los gérmenes entran en sus cuerpos como si fuera un parque de atracciones.

Además, la vitamina A no solo es buena para mantenerte sano cada día, sino que también ayuda a calmar las partes de tu cuerpo que se inflaman cuando algo va mal, como cuando tienes una herida o una infección. Es como si fuera un extintor que apaga el fuego (la inflamación) antes de que se descontrole.

Algo muy interesante que se ha descubierto recientemente es que la vitamina A puede tener poderes contra algunos tipos de cáncer. Se han hecho estudios que muestran que puede ayudar a parar el crecimiento de las células del cáncer sin dañar las células buenas.

La vitamina A es como un todoterreno para tu cuerpo: ayuda a mantener tus defensas fuertes, arregla las barreras de tu piel y las mucosas, calma las inflamaciones y hasta podría ayudar a luchar contra el cáncer.

¡No lo olvides! Tu dieta debe contener suficiente vitamina A.

La ingesta diaria recomendada de vitamina A varía según la edad, el peso corporal y la actividad metabólica de cada individuo. Para adolescentes y adultos, las **dosis recomendadas** son de setecientos y seiscientos microgramos al día, respectivamente. En poblaciones de mayor edad, se sugiere un aumento en la ingesta (mil microgramos para hombres y ochocientos microgramos para mujeres). Es recomendable considerar la suplementación de vitamina A —especialmente en grupos vulnerables como niños y personas mayores— mediante el incremento del consumo de alimentos ricos en esta vitamina: **leche entera y productos lácteos, hígado, huevos y pescados de alto contenido graso,** como el atún y las sardinas. Además, vegetales como **el tomate, la zanahoria, el pimiento, el brócoli, el perejil y los rábanos,** y frutas como **el melocotón y las fresas,** que proporcionan una contribución significativa a través de los betacarotenos.

Vitaminas del grupo B

El grupo de las vitaminas B comprende ocho vitaminas solubles en agua encargadas de desempeñar funciones esenciales e interrelacionadas para un funcionamiento celular adecuado. Las vitaminas B, que incluyen la B1, la B2, la B3 y la B12, son como el equipo de mantenimiento de tu cuerpo. Ayudan a que todo funcione bien, desde convertir la comida en energía hasta mantener en forma tu sistema inmunitario. Piensa en ellas como ayudantes que activan diferentes máquinas en una fábrica (las enzimas de tu cuerpo) para que todo marche bien.

La **B1,** por ejemplo, es como un escudo que protege tus células de los ataques, manteniendo tus nervios en buen estado y tu mente clara. La **B2** es como el aceite que mantiene todo funcionando sin fricción, ayudando a que tu piel y tus ojos estén sanos. La **B3** es como el jefe que supervisa que la energía se use correctamente y que tu piel y tu sistema digestivo estén trabajando como deben. Y la **B12** es como el vigilante nocturno que se asegura de que las células de tus defensas y tus células nerviosas estén fuertes y saludables.

Un déficit de estas vitaminas produce cansancio, debilidad y nos hace enfermar más fácilmente. Así que, para mantener tu cuerpo en acción, necesitas un aporte suficiente de estas vitaminas.

Un aspecto importante en lo que respecta a las vitaminas del grupo B es que, en el cuerpo humano, su presencia está determinada por la actividad de la **microbiota intestinal,** a excepción de algunas, que pueden ingerirse a través de la dieta. La absorción de las vitaminas B tiene lugar en dos localizaciones intestinales diferentes, el intestino grueso y el delgado. El intestino grueso representa el principal lugar de absorción de la mayoría de las vitaminas B producidas por bacterias. Al mismo tiempo, el intestino delgado es el lugar donde se absorben las vitaminas B de la dieta.

La microbiota intestinal produce cientos de compuestos bioactivos, incluidas las vitaminas del grupo B. Por eso, resulta clave tener unos microorganismos sanos en tu intestino.

¿Cómo podemos obtener vitamina B?

1. **Cereales integrales,** como la avena, el arroz y el trigo integral, son grandes fuentes de vitamina B. Las harinas refinadas tienen menos, aunque a menudo se enriquecen con vitaminas como ácido fólico, niacina (B3), riboflavina (B2) y tiamina (B1), esenciales para un correcto aporte de energía y para favorecer el crecimiento.
2. **Productos cárnicos** (vacuno, pollo y cerdo). El cerdo destaca por su alto contenido en tiamina (B1). La vitamina B12, crucial para células sanguíneas y nerviosas, se encuentra solo en alimentos animales, por lo que los veganos deben considerar tomarla a través de suplementos.
3. **Pescados** como la trucha, las sardinas y el salmón son excelentes fuentes de vitamina B. Los pescados grasos también aportan omega 3, beneficioso para el corazón.

4. **Huevos:** son ricos en vitaminas B1, B2, B6 y B12. Es importante consumirlos enteros para aprovechar todos sus beneficios.
5. **Legumbres** como las habas, los frijoles, la soja, los guisantes, las lentejas y los garbanzos también presentan un alto contenido en vitamina B.
6. **Productos lácteos** (leche, queso y yogur): no solo aportan calcio, sino también vitaminas del grupo B.
7. **Frutas,** especialmente los aguacates y los plátanos.
8. **Verduras de hoja verde** (brócoli, acelgas, berzas...), que además de vitaminas aportan una gran cantidad de minerales.
9. **Frutos secos y semillas,** especialmente nueces, almendras, lino, calabaza y pipas de girasol.

Vitamina C

Es muy importante su ingesta a través de la dieta, porque nuestro cuerpo no la puede fabricar por sí solo. Nos ayuda como un escudo, protegiéndonos de los efectos de las toxinas o la contaminación, y además tiene un rol clave en cómo nuestras células hablan entre sí y cómo funcionan nuestros genes. Tiene un fuerte carácter antioxidante.

Es una gran amiga de nuestro sistema de defensas, porque ayuda a calmar la inflamación y el cuerpo cuando este reacciona de una manera demasiado fuerte. En una infección, la vitamina C es como el líder que dice a los soldados de nuestro cuerpo —los neutrófilos— adónde ir para pelear contra los microbios. Pero, atención, cuando tenemos catarro ya es muy tarde para tomar la vitamina C, en esas condiciones no nos va ayudar mucho. Hay que tomarla a diario, para tener la cantidad precisa y reducir la posibilidad de infecciones.

Cuando las cosas se ponen feas y hay falta de oxígeno, la vitamina C está ahí para asegurarse de que estos soldaditos puedan sobrevivir y seguir luchando. Y por si eso no fuera suficiente, hay pistas de que también puede ser clave en la pelea contra las células del cáncer y ayuda a mantener nuestra piel protegida contra las agresiones del ambiente, especialmente trabajando de modo colaborativo con la vitamina E.

En pacientes con presión alta o diabetes, se ha visto que la vitamina C puede bajar la inflamación y mejorar la salud.

Como ves, la vitamina C no solo sirve para prevenir resfriados: es como un superhéroe multitarea para nuestro cuerpo.

Algunas estimaciones consideran que la **cantidad mínima diaria de vitamina C** necesaria es de cien miligramos. Sin enfermedades que afecten a su absorción o metabolismo, las dosis sugeridas para personas mayores son las mismas que para los adultos más jóvenes, oscilando entre cien y doscientos miligramos diarios. Para los niños, la cantidad recomendada es de sesenta miligramos al día.

Se pueden aconsejar megadosis de hasta doscientos miligramos, ya que esta cantidad es segura desde el punto de vista biológico y se absorbe completamente.

Hay evidencias que relacionan el consumo de vitamina C con la promoción de la salud, y su consumo a través de una dieta rica en frutas y verduras se ha vinculado con la reducción del riesgo de cáncer de esófago, estómago y colon.

Es aconsejable fomentar el consumo de alimentos ricos en vitamina C y, en principio, evitar la suplementación farmacéutica. Consumir **cinco porciones diarias de frutas y verduras** puede proporcionar más de doscientos miligramos de vitamina C.

Los vegetales son las principales fuentes de vitamina C, especialmente **fresas, grosellas, limones y naranjas,** y verduras y hortalizas como **el pimiento, la col, el perejil, el brócoli, los nabos y los rábanos.** Aunque algunos productos de origen animal como el hígado, el riñón, la leche y las carnes contienen vitamina C, su contribución es limitada, debido a las pérdidas durante el procesamiento y almacenamiento de estos alimentos.

Vitamina D

Las vitaminas, en general, se obtienen a través de la alimentación, pero la vitamina D es un poco especial. En realidad, es una **previtamina** que nuestro cuerpo puede producir en la piel cuando nos exponemos al sol.

Hay pocos alimentos con vitamina D de forma natural, pero hay muchas leches fortificadas. Las mejores fuentes naturales son los pescados grasos, como la trucha, el salmón, el atún y la caballa, así como los aceites de hígado de pescado. El hígado de ganado vacuno, la yema de huevo y el queso contienen cantidades pequeñas de vitamina D.

Por lo tanto, la mayor parte de la producción de vitamina D (el 80 %) procede de la **exposición al sol,** específicamente a la radiación ultravioleta de tipo B, la cual varía según la estación del año (alta en primavera y verano, pero muy baja en otoño e invierno). Además, los niveles de síntesis de vitamina D dependen de la hora del día en que se toma el sol, siendo más altos durante las horas centrales.

La Asociación Española de Dermatología y Venereología (AEDV) considera beneficioso combinar una exposición solar moderada y una alimentación adecuada. Para la población general de piel blanca, los expertos sugieren una exposición solar diaria de unos quince minutos en cara y brazos entre marzo y octubre, utilizando un factor de protección solar entre 15 y 30, dependiendo de la latitud y la intensidad de la radiación.

Hay, además, investigaciones que demuestran que es posible lograr una síntesis adecuada de vitamina D mediante **actividades cotidianas al aire libre,** sin necesidad de tomar el sol directamente.

Sin embargo, **la exposición solar no garantiza el aumento de los niveles de vitamina D,** ya que hay factores como el color de piel, la edad, el sobrepeso y ciertas enfermedades que pueden afectar la capacidad del cuerpo para sintetizarla.

Una vez en el cuerpo, la vitamina D viaja por la sangre y activa o desactiva ciertos mecanismos celulares. Es especialmente importante para el sistema inmunitario y actúa en varios niveles:

- **Mantenimiento de la mucosa intestinal.** La vitamina D ayuda a mantener la integridad de la mucosa intestinal, fortaleciendo las uniones entre las células intestinales. Esto es crucial, porque el intestino es la primera línea de defensa contra los patógenos. Si la pared intestinal está sana, **evita que los patógenos entren en el torrente sanguíneo.**
- **Sistema inmunitario natural.** La vitamina D estimula a los macrófagos y las células dendríticas, que son los soldados de primera línea del sistema inmunitario. Permite que nuestro cuerpo reaccione rápidamente ante las amenazas.
- **Sistema inmunitario de élite.** La vitamina D aumenta el número de linfocitos T, que producen un efecto antiinflamatorio.
- **Eliminación de microbios dañinos.** La vitamina D incrementa los mecanismos de eliminación de microbios nocivos, como la producción de agentes antimicrobianos (antibióticos endógenos) por parte de las células inmunitarias.
- **Prevención de infecciones pulmonares.** Se ha demostrado que la suplementación con vitamina D3 reduce el riesgo de infecciones respiratorias agudas.

La vitamina D presenta dos formas:

- **Vitamina D2,** que se encuentra en los vegetales.
- **Vitamina D3,** presente tanto en los productos animales como vegetales. Es la forma que nuestra piel produce cuando nos exponemos al sol. Es la que mejor metaboliza el organismo. Una vez que ingerimos vitamina D3, esta se une a una proteína transportadora en la sangre y se dirige al hígado. Allí, se transforma en una nueva forma, llamada **vitamina D circulante,** que es la que se mide en los análisis de sangre. Según las necesidades del cuerpo, esta forma circulante se convierte en la forma activa de la vitamina D, principalmente en los riñones, produciendo el calcitriol, que es la **vitamina D activa.**

Ambas formas pueden ingerirse a través de suplementos.

¿Cuánta vitamina D necesitamos?

Una concentración adecuada de vitamina D en sangre es de 75 nanomoles por litro (30 nanogramos por mililitro).

Los expertos recomiendan un aporte diario de D3 de 400 a 8000 unidades internacionales (UI) (400 UI equivalen a 0,01 miligramos de vitamina). También se sugiere complementar con magnesio, que ayuda a activar la vitamina D.

La vitamina D se vuelve tóxica en dosis muy altas, alrededor de 50 000 UI por día durante varios meses.

El déficit de vitamina D

Alrededor del 80 % de los españoles tenemos niveles inferiores a 30 nanogramos por mililitro, lo que indica un déficit de vitamina D. Una deficiencia severa, con niveles inferiores a doce nanogramos por mililitro, es más rara y afecta principalmente a personas mayores con problemas de salud como insuficiencia renal.

¿Cuáles son las causas más comunes de esta carencia?

- **Exposición solar insuficiente:** durante el invierno, la exposición al sol no es suficiente para producir vitamina D en la piel.
- **Contaminación y nubosidad,** que filtran los rayos ultravioleta B necesarios para la producción de vitamina D3.
- **Una dieta pobre en vitamina D.**
- **Edad avanzada y piel pigmentada:** las personas mayores y las personas con piel más oscura tienen una menor capacidad para sintetizar la vitamina D3.

Vitamina E

Esta vitamina presenta algunos beneficios que son claves:

- **Protección antioxidante.** La vitamina E es un potente antioxidante que protege nuestras células, proteínas y ADN de los radicales libres (unas moléculas inestables que pueden causar daño celular y contribuir al envejecimiento y a la aparición de diversas enfermedades).
- **Refuerzo del sistema inmunitario.** Mejora la función de las células inmunitarias, de forma que ayuda a combatir infecciones de manera más eficaz. Estimula la producción

de células T, esenciales para nuestra respuesta inmunitaria. Además, la vitamina E mejora la capacidad de los macrófagos para destruir patógenos (son células que se comen todo lo raro que se encuentran).

- **Salud de la piel.** Protege la piel del daño causado por la exposición solar y otros factores ambientales, ayudando a prevenir el envejecimiento prematuro y el cáncer de piel.
- **Prevención de enfermedades.** Algunos estudios científicos sugieren que la vitamina E puede ayudar a prevenir enfermedades crónicas como el alzhéimer, al proteger las neuronas del estrés oxidativo. También puede reducir el riesgo de enfermedades cardiovasculares, al mejorar la circulación y prevenir la oxidación de las lipoproteínas de baja densidad (colesterol LDL).
- **Mejora de la circulación sanguínea.** Ayuda en la formación de glóbulos rojos y mantiene la dilatación de los vasos sanguíneos, previniendo coágulos que podrían causar problemas cardiacos.

La vitamina E es un defensor antioxidante de tu sistema inmunitario. Es esencial para mantener nuestras defensas fuertes y proteger nuestras células del daño de los radicales libres, ayuda a frenar el envejecimiento y previene enfermedades como el alzhéimer y el cáncer de piel.

¿Cuánta vitamina E necesitamos y de dónde la obtenemos?

Para asegurar una ingesta adecuada, se recomienda consumir alimentos ricos en vitamina E (los suplementos no son recomendables, aunque pueden ser necesarios en algunas enfermedades o estados carenciales, siempre bajo la supervisión de un experto sanitario). La **dosis recomendada** puede variar con la edad, pero en adultos la necesidad diaria es de unos quince miligramos.

La vitamina E se encuentra presente en algunos alimentos, como los siguientes:

- **Aceites vegetales,** por ejemplo, los aceites de germen de girasol, maíz y soja. La margarina y el aceite de oliva también tienen, aunque en menor proporción.
- **Frutos secos:** avellanas, almendras, cacahuetes y pistachos.
- **Conservas de pescado en aceite:** atún, bonito y caballa.
- **Algunas verduras de hoja verde:** espárragos, espinacas y brócoli, por ejemplo.

Para obtener las cantidades recomendadas de vitamina E hay que seguir una dieta variada.

Zinc

Sin duda es un aliado esencial en lo que se refiere a sus efectos sobre nuestras defensas. El zinc es un mineral vital para nuestra salud. Está presente en casi todas las células del cuerpo, especialmente en los músculos y los huesos, aunque no se almacena en grandes cantidades. Por eso, **necesitamos consumirlo regularmente.**

Entre los beneficios del zinc, destacan los siguientes:

1. **Función inmunológica:** juega un papel crucial en la función inmunitaria, ayudando a combatir infecciones y a mantener un sistema inmunitario fuerte. Es esencial para la producción y la función de células inmunitarias como los linfocitos T y aumenta la producción de citocinas (los mensajeros de nuestras defensas).
2. **Cicatrización de heridas:** promueve la regeneración de tejidos y es fundamental en la cicatrización de heridas, y es muy útil en casos de úlceras y pie diabético.
3. **Salud digestiva:** ayuda a estabilizar las membranas del intestino y es eficaz en el tratamiento de enfermedades diarreicas agudas.
4. **Desarrollo y crecimiento,** especialmente durante la infancia y adolescencia.
5. **Regulación hormonal:** participa en la regulación de la función hormonal y es importante para el desarrollo sexual y la fertilidad.
6. **Metabolismo y enzimas:** forma parte de más de trescientas enzimas que participan en procesos vitales, como la digestión y la síntesis de ADN.

7. **Protección celular:** actúa como antioxidante, protegiendo las células del daño oxidativo y estabilizando las membranas celulares.
8. **Modulación de insulina:** regula la secreción de insulina y puede influir en la sensibilidad a esta, una cuestión especialmente relevante para las personas con diabetes.
9. **Mejora la recuperación de algunas infecciones respiratorias, disminuye la duración de episodios de diarrea y ayuda en la mejora inmunitaria de los casos de desnutrición,** especialmente infantil.

Cuánto zinc necesitamos y cómo obtenerlo

La ingesta diaria recomendada de zinc (como de casi todos los nutrientes) varía según la edad y el estado fisiológico. De modo general, podemos decir que los adultos sanos necesitamos aproximadamente entre diez y veinte miligramos diarios.

Entre los alimentos más ricos en zinc, destacan:

- **Ostras y almejas.**
- **Sardinas, gambas y langostinos.**
- **Germen y salvado de trigo.**
- **Frutos secos:** nueces de Brasil, avellanas y cacahuetes.
- **Carnes rojas, pollo y yema de huevo.**
- **Queso parmesano.**

Selenio

¡El selenio es tu superhéroe desconocido! Al menos, en lo que se refiere al sistema inmunitario. El selenio es un micronutriente que ayuda a nuestro sistema inmunitario a estar fuerte y saludable. Aunque no se hable mucho de él, es esencial para nuestra salud. Vamos a ver por qué...

1. **Defensa antioxidante:** el selenio es parte de las enzimas llamadas selenoproteínas, que no son proteínas lunáticas, sino las que protegen nuestras células del estrés oxidativo. Actúa como un escudo que protege nuestras células de los radicales libres que se producen en el metabolismo celular. Como ya hemos visto, los radicales son moléculas inestables que pueden causar mucho daño, desde envejecimiento prematuro hasta enfermedades graves.
2. **Fortalecimiento del sistema inmunitario:** el selenio es crucial para la producción y el funcionamiento de células inmunitarias, como los neutrófilos, los macrófagos y los linfocitos T (ya ves que impulsa tanto la inmunidad natural como la inmunidad de élite). Ayuda a luchar contra virus y bacterias de manera más efectiva y modula la inflamación, manteniendo un equilibrio saludable en nuestro cuerpo.
3. **Protección contra las enfermedades:** el selenio puede ayudar a prevenir enfermedades como el cáncer, los problemas cardiovasculares y el alzhéimer. ¡Incluso puede mejorar nuestra resistencia a las infecciones virales!
4. **Detoxificación:** ayuda a eliminar toxinas y metales pesados, protegiendo nuestros tejidos y órganos.

Qué cantidad de selenio necesitamos y dónde encontrarlo

La cantidad diaria recomendada de selenio varía según la edad y el sexo, si bien se acepta de modo general que los adultos necesitamos aproximadamente entre cincuenta y cinco y setenta microgramos por día.

Entre los alimentos más ricos en selenio, destacan:

- **Nueces de Brasil,** sin duda, la fuente más rica en selenio.
- **Pescados y mariscos** como el atún, el bacalao y los camarones.
- **Carnes y aves:** pollo, pavo y carnes rojas.
- **Cereales integrales:** trigo integral, arroz integral y avena.
- **Huevos y productos lácteos.**

En muchas partes del mundo, las personas no consumen suficiente selenio debido a la baja concentración de este mineral en el suelo donde se cultivan los alimentos. Esto puede producir deficiencias que afectan el sistema inmunitario, aumentando la susceptibilidad a enfermedades infecciosas y crónicas. Por ello no es de extrañar que se fomente la fertilización de los suelos agrícolas con sustancias ricas en selenio.

¿Y qué son los probióticos, los prebióticos y los simbióticos? ¿Valen para algo?

Nuestra microbiota intestinal es un ecosistema lleno de pequeños inquilinos —bacterias, hongos y otros microorganismos—

que influyen en nuestra digestión, nuestro sistema inmunitario e incluso nuestro estado de ánimo. Cuidarla no es tan complicado como parece: los **probióticos** aportan bacterias beneficiosas, los **prebióticos** son el alimento que estas bacterias necesitan para prosperar y los **simbióticos** combinan ambas cosas en un mismo producto. Es como invitar a casa a buenos amigos y, además, ponerles un buen banquete. Todo esto, en conjunto, ayuda a mantener un intestino feliz y una salud más equilibrada.

Los microorganismos (virus, bacterias, hongos, arqueas y protozoos) que habitan nuestro intestino se conocen como microbiota intestinal. Son como una comunidad microscópica que nos ayuda a digerir, protegernos de infecciones y mantenernos sanos. Cuidar de ellos es cuidar de nosotros.

La microbiota intestinal protege la pared del intestino de microorganismos dañinos y toxinas, compitiendo con ellos por espacio y recursos. Una microbiota equilibrada contribuye a la integridad de la pared intestinal y a una respuesta inflamatoria controlada. Además, se asocia con una mejor salud mental y metabólica.

Probióticos: los guerreros beneficiosos

Los probióticos son microorganismos vivos que, consumidos en las cantidades adecuadas, ayudan a equilibrar la microbiota y fortalecen el sistema inmunitario.

Imagínalos como pequeños soldados que luchan contra las bacterias malas de tu intestino. Se encuentran en alimentos como el yogur y otros productos lácteos fermentados. Los más comunes son los *Lactobacillus* y *Bifidobacterium*.

Entre los **beneficios** de los probióticos, destacan:

- **Generan compuestos beneficiosos contra microbios patógenos.** Los probióticos fermentan la fibra soluble, produciendo ácidos grasos de cadena corta que sirven de energía para las células intestinales y ayudan a inhibir los patógenos (compiten con estos por los nutrientes y producen compuestos que dificultan su crecimiento). Así, actúan como antibióticos naturales. Además, ocupan un lugar en nuestro intestino, previniendo que lo puedan ocupar microbios dañinos.
- **Favorecen la digestión.** Ayudan a digerir mejor la leche y otros alimentos. Ayudan a mejorar el tránsito intestinal, sobre todo acompañados de los prebióticos. Pueden formar parte de la microbiota temporalmente, reforzando las defensas intestinales.

- Evitan respuestas defensivas inapropiadas, como las alergias, y protegen ante infecciones respiratorias —sobre todo en los más pequeños—, diarreas y tumores.

Prebióticos: el banquete de los probióticos

Los prebióticos son un tipo especial de fibra que no podemos digerir, pero que sirve de alimento a los probióticos.

Dicho de otra manera, son como el banquete que preparamos a nuestros pequeños guerreros. Los más conocidos son la **inulina** y los **fructooligosacáridos** (FOS).

¿Qué beneficios aportan los prebióticos en nuestra dieta? Podemos destacar los siguientes:

- **Estimulan el crecimiento de bacterias saludables.** Favorecen las bifidobacterias y los lactobacilos, manteniendo a raya a los patógenos. Al proteger la supervivencia de los probióticos, colaboran para mejorar nuestras defensas.
- **Favorecen la digestión y el tránsito intestinal.** Aumentan la masa fecal y mejoran la motilidad intestinal, facilitando la evacuación al formar geles que absorben agua.
- **Controlan los niveles de azúcar y colesterol.** Actúan como esponjas que secuestran el azúcar y el colesterol, impidiendo su absorción.

- **Mejoran la absorción de vitaminas y minerales.** Facilitan la absorción de calcio, magnesio y hierro.
- **Benefician la microbiota en bebés alimentados con leche de fórmula.** Estimulan el crecimiento de bifidobacterias y mejoran la consistencia de las evacuaciones.
- **Fomentan el control del peso y la salud ósea.** Ayudan a prevenir la obesidad y mejoran la densidad ósea.

Simbióticos: la combinación perfecta

Los simbióticos son una combinación de ingredientes probióticos y prebióticos, que trabajan juntos para promover un equilibrio saludable de bacterias y potenciar sus efectos beneficiosos.

Es como tener a los guerreros y su banquete en un solo paquete. Los productos lácteos enriquecidos con fibra son un buen ejemplo. Estas combinaciones favorecen la salud intestinal, mejorando la microbiota y reduciendo la inflamación; ayudan a prevenir un buen número de infecciones y a mejorar la salud de las personas más vulnerables (en lo que a las defensas se refiere), habitualmente, niños y ancianos.

Estos pequeños aliados tienen un impacto significativo en el sistema inmunitario a lo largo de todas las etapas de la vida. Desde bebés hasta ancianos, el consumo de prebióticos, probióticos y simbióticos puede:

- **Reducir infecciones y enfermedades** como resfriados y gripes. O a que, si se producen, duren menos días.
- **Prevenir alergias** y, en caso de desarrollarlas, ayudar a que los síntomas sean más livianos.
- **Mejorar la respuesta inmunitaria.**

Cómo incorporar prebióticos, probióticos y simbióticos a tu dieta

A diferencia de otros alimentos, no hay una legislación de seguridad alimentaria en la Unión Europea relativa a probióticos, prebióticos y simbióticos. No existe una normativa específica que regule su uso en alimentación humana, por lo que tampoco existen requisitos específicos para su comercialización ni una lista de productos autorizados, lo cual no quiere decir que no se puedan emplear en alimentación. De hecho, son fundamentales para la fabricación de algunos alimentos, como el yogur.

ALIMENTOS CON PREBIÓTICOS, PROBIÓTICOS Y SIMBIÓTICOS

Probióticos	Yogur, kéfir y otros productos lácteos fermentados
Prebióticos	Achicoria, alcachofa, ajo, puerro, espárrago, cebolla, salvado de trigo y plátano (en general, alimentos ricos en inulina y fructooligosacáridos)
Simbióticos	Productos que combinen los grupos anteriores, como ciertos yogures y suplementos especializados

Respecto a los probióticos, debemos añadir que hay alimentos fermentados, como la kombucha, que pueden no ofrecer beneficios concretos para la salud, ya que las bacterias solo fermentan para obtener una textura o sabor específicos. Además, los productos fermentados que pasan por tratamientos de calor (como el pan o los encurtidos) pierden sus bacterias vivas, aunque siguen siendo nutritivos y aportan fibras fermentables beneficiosas (como chucrut y *kimchi*).

¿Qué es una dieta probiótica?

Una dieta probiótica incluye el consumo regular de microorganismos vivos que benefician tu sistema digestivo y tu salud general. A diferencia de los probióticos de farmacia, que tienen cantidades controladas de microorganismos para prevenir o tratar enfermedades, no todos los alimentos etiquetados como probióticos naturales lo son.

Para que un alimento sea considerado probiótico, debe cumplir tres condiciones:

- Tener microorganismos identificados.
- Garantizar una cantidad suficiente de microorganismos vivos en el momento de su consumo.
- Contar con estudios en humanos que demuestren sus beneficios para la salud.

Para maximizar los beneficios de una dieta probiótica, es esencial consumir los probióticos junto con prebióticos, que son las fibras que sirven de alimento a las bacterias beneficiosas, estimulando su actividad y crecimiento. No todas las fibras son prebióticas; las fibras solubles sí tienen este efecto.

Una dieta rica en probióticos es especialmente interesante en determinadas situaciones o para combatir ciertas dolencias:

- **Antes, durante y después de tomar antibióticos.** Los antibióticos pueden dañar la microbiota intestinal, eliminando bacterias buenas y malas. Esto puede provocar diarrea. Los probióticos pueden prevenir la diarrea y reducir el riesgo de infecciones como la causada por *Clostridium difficile.*
- **Antes de viajar a países tropicales.** Consumir probióticos fortalece la microbiota intestinal, por lo que ayuda a prevenir la «diarrea del viajero» que se produce al consumir alimentos o bebidas contaminados.
- **Cólicos en bebés lactantes.** Pueden reducir el tiempo de llanto en bebés con cólico.
- **Malabsorción de lactosa.** Los probióticos ayudan a digerir la lactosa, mejorando los síntomas digestivos en personas intolerantes.
- **Asma y alergias.** La suplementación con probióticos puede reducir los síntomas de la rinitis alérgica y mejorar la respuesta del sistema inmunitario ante alérgenos.
- **Vaginosis bacteriana y candidiasis vaginal.** Ayudan a prevenir y tratar infecciones vaginales cuando se administran en cápsulas orales u óvulos vaginales.

¿Quiénes pueden beneficiarse de una dieta probiótica?

- **Niños con antecedentes de asma o alergias.** Pueden beneficiarse de probióticos tanto desde el estado fetal como después del nacimiento.
- **Adolescentes en crecimiento.** Una dieta rica en prebióticos y probióticos asegura una alta calidad nutricional y el cuidado constante de la microbiota.
- **Personas mayores.** La suplementación con probióticos puede reforzar las defensas intestinales y mejorar problemas digestivos comunes, como el estreñimiento.

En general, cualquiera se beneficia con la ingesta de, al menos, un alimento probiótico al día (yogur, kéfir o leche fermentada). Tus defensas lo agradecerán. Pero si lo que quieres son suplementos de farmacia, consulta con tu médico antes de tomar probióticos si perteneces a uno de los siguientes grupos:

- Personas con inmunosupresión o defensas bajas.
- Personas operadas de cirugía cardiaca recientemente.
- Personas con disfunción pancreática.
- Personas con deposiciones con sangre.

La dieta vegana, la dieta keto y las defensas

Un estudio de enero de 2024 ha comparado los efectos sobre el sistema inmunitario de dos dietas extremas que tienen muchos seguidores en la actualidad; en concreto, la dieta vegana y la dieta cetogénica o keto (muy baja en carbohidratos y alta en grasas saludables).

Lo que comemos tiene un efecto visible en cómo funciona nuestro cuerpo, pero aún no tenemos toda la información para saber con certeza cómo afecta a nuestras defensas. En esta investigación, muy novedosa, dieron a veinte personas comida vegana y keto durante dos semanas para ver qué pasaba. Utilizaron una gran cantidad de técnicas científicas para medir distintos parámetros, desde las células de las defensas hasta los microorganismos del aparato digestivo (la famosa microbiota).

Los resultados han sido impactantes. Parece que la dieta keto potencia las defensas de nivel máximo (las específicas, acuérdate: los linfocitos T y B), que aprenden y se adaptan cuando enfermamos. En cambio, la dieta vegana da un empujón a las defensas que están siempre listas para la acción, especialmente contra los virus (la inmunidad innata). Ambas dietas, en tan solo dos semanas, produjeron cambios en la comunidad de microbios en el estómago y en el procesamiento de algunos nutrientes, como los aminoácidos (componentes de las proteínas), pero de manera muy distinta.

DIETA VEGANA VERSUS DIETA KETO

Características dieta vegana	Características dieta keto	Características comunes
10,3 % de grasa 75,2 % de carbohidratos	75,8 % de grasa 10,0 % de carbohidratos	Verduras sin almidón (~1 kg al día) Cantidades mínimas de alimentos altamente procesados
Legumbres, arroz, tubérculos, productos de soja, maíz, lentejas, guisantes, cereales integrales, pan y fruta	Productos de origen animal, como carne, aves, pescado, huevos, lácteos y frutos secos	
Rica en fibra dietética y baja en azúcares dietéticos	Mayores cantidades de aminoácidos y ácidos grasos	
Ingesta menor de calorías	Aumento de cuerpos cetónicos en sangre	

Una cuestión importante es que el cambio en la dieta en sí, independientemente del orden que se siga (parte de los individuos pasaron de la dieta vegana a la keto y viceversa durante el ensayo), indujo cambios significativos, incluyendo una revolución absoluta en los tipos y subtipos de linfocitos de élite (células T), siguiendo tanto la dieta cetogénica como la vegana frente a la dieta basal (la que tenían los participantes en el estudio previa a la intervención nutricional). No está claro si estos cambios se debieron a la dieta o a una disminución brusca del consumo de alimentos altamente procesados, que suelen formar parte de una dieta occidental estándar, y los investigadores apuntan a que habrá que estudiar esto también en el futuro.

Pero más allá de que hay «tablas» entre estas dos dietas extremas —que parecen complementarias para fortalecer una parte concreta de las defensas, ya sean las innatas o las específicas—, lo realmente interesante de este estudio es que en apenas dos semanas siguiendo estas dietas, nuestro cuerpo reacciona y cambia completamente el perfil de la microbiota y de nuestras capacidades inmunitarias.

Debemos tomarnos muy en serio nuestra nutrición —que sea sana, equilibrada y completa— para tener las defensas a tope.

Visto lo visto, ¿hay algún menú inmunosaludable?

La respuesta es que hay muchos y que te lo puedes hacer tú en casa, no te los tiene que «vender» nadie.

Podríamos decir —de modo general— que llevar una dieta equilibrada que incluya todos los grupos de alimentos y no sea una dieta extrema como las que acabamos de comentar, con carbohidratos integrales y que excluya alimentos ultraprocesados, sería sana e inmunopotenciadora.

Como regla general, **no debemos suplementarnos si estamos sanos y seguimos una dieta equilibrada.** Todo lo que necesitamos para mantener nuestras defensas está en los alimentos que comemos. Otra cuestión muy diferente son las situaciones de vulnerabilidad o situaciones especiales, en las que debemos acudir al médico y seguir sus prescripciones.

Si en tu dieta semanal incluyes los siguientes alimentos, ¡tus defensas estarán perfectamente!

- **Salvado de avena o trigo,** que aporta fibra prebiótica, zinc y selenio.
- **Brócoli,** con vitamina A, B, C y E.
- **Alcachofas, puerros y espárragos,** con un alto contenido de fibra prebiótica.
- **Zanahoria y tomate,** dos excelentes fuentes de vitamina A y fibra.
- **Aceite vegetal,** para aportar vitamina E.
- **Frutos secos** (nueces de Brasil, avellanas, almendras), que incluyen vitaminas B, E, zinc y selenio.
- **Plátano,** fuente de vitamina B y fibra.
- **Fresas, limones, naranjas,** por su alto contenido en vitamina C.
- **Huevos,** ricos en vitamina B y selenio.
- **Pescado graso,** por su aporte en vitaminas B y D, ácidos grasos omega 3 y selenio.
- **Ostras o almejas,** ricas en zinc.
- **Carnes rojas o pollo,** que aportan vitamina B, zinc y selenio.
- **Leche y lácteos,** con un alto contenido en vitamina A y selenio.

- **Probióticos** (yogur, kéfir, bebidas probióticas...) comprados, mejor que hechos en casa. Te recomiendo comprarlo porque, por muy romántico que sea hacerlos en casa, no vas a tener el control de posibles contaminaciones (y que crezcan en tu fermento bacterias indeseadas) ni tampoco vas a tener el control del número de bacterias, y si un probiótico no tiene bacterias suficientes... deja de ser útil para tus defensas.

CAPÍTULO 2

El impacto del ejercicio físico en el sistema inmunitario

El ejercicio físico es uno de los pilares fundamentales para mantener una buena salud. No solo contribuye a la salud cardiovascular, la regulación del peso corporal y la mejora del estado de ánimo, sino que también tiene efectos significativos sobre el sistema inmunitario.

En este capítulo, exploraremos cómo el ejercicio físico influye en nuestras defensas, detallando los beneficios y las posibles desventajas de un ejercicio excesivo y cómo incorporar una actividad física adecuada a nuestro día a día para fortalecer nuestras defensas.

Seguro que has escuchado el consejo de mantenerse activo para estar saludable, especialmente cuando la temporada de resfriados y gripe está a la vuelta de la esquina. Recientemente, los científicos han comenzado a obtener datos que lo respaldan. Estudiando los factores de riesgo de COVID-19, han encontrado pistas sobre como **el ejercicio regular puede mejorar nuestras defensas contra las enfermedades.**

Se ha hecho una superrevisión (lo que los científicos llamamos metaanálisis) de dieciséis estudios sobre personas activas durante la pandemia. Se ha descubierto que el ejercicio no solo reduce el riesgo de infección, sino también la probabilidad de complicaciones por COVID-19. Estos hallazgos han emocionado a los científicos de las ciencias del deporte, que esperan que los datos obtenidos influyan en las directrices sobre actividad física y las políticas de salud.

Inmunólogos y expertos en enfermedades infecciosas son más cautos, si bien están de acuerdo en que el ejercicio mejora la salud a través de distintos mecanismos.

Desde hace décadas, se sabe que las personas en forma tienen **tasas más bajas de infecciones respiratorias.** Y no solo eso, sino que, cuando enferman, suelen padecer síntomas menos graves; es lo que los investigadores llaman **efecto vacuna,** que se ha estudiado en el contexto del COVID-19. Las personas que hacían ejercicio regularmente tuvieron un 36 % menos de riesgo de hospitalización y un 43 % menos de riesgo de muerte por COVID-19 en comparación con la población más sedentaria. Incluso aquellos que hacían algo de ejercicio estaban más protegidos que los que no hacían nada.

Los investigadores creen que el ejercicio ayuda a combatir bacterias y virus al aumentar la circulación de células inmunitarias y liberar proteínas de señalización (las citocinas), que guían a las células inmunitarias hacia las infecciones. Aunque los niveles de citocinas y células inmunitarias disminuyan unas horas después de hacer ejercicio, tu sistema inmunitario se vuelve más eficiente si te ejercitas diariamente, ya que prepara al cuerpo para enfrentarse a un virus o una bacteria en cualquier momento.

Además, la actividad física regular se asocia con una **menor inflamación crónica,** un factor de riesgo conocido para el COVID-19. Reducir la inflamación mejora las posibilidades de combatir las infecciones. Además, el ejercicio puede **potenciar los efectos de las vacunas.** Las personas que hicieron ejercicio antes y después de recibir la vacuna del COVID-19 generaron más anticuerpos. Estudios en adultos mayores vacunados contra la gripe mostraron que aquellos que hacían ejercicio mantuvieron anticuerpos durante todo el invierno.

Incorporar **actividades como caminar, correr o ir al gimnasio** ayuda a reducir la obesidad, la diabetes y las enfermedades cardiacas —factores de riesgo para la gripe y el COVID-19—, y mejora el sueño, el estado de ánimo, el metabolismo de la insulina y la salud cardiovascular, fortaleciendo la capacidad del cuerpo para combatir infecciones.

Con todo, no debemos depender exclusivamente del ejercicio para evitar enfermedades, ya sea el COVID-19 u otra.

Necesitamos más investigación para identificar los mecanismos específicos del ejercicio en la inmunidad. Estudiar el efecto de la actividad física sobre la inmunidad es complejo, debido a las diversas formas en que las personas hacen ejercicio y a la posibilidad de reportes inexactos de su actividad. Además, otros factores como la dieta, el sueño, el estrés y el acceso a la atención médica también influyen en la capacidad para combatir infecciones.

Un caso distinto es el **exceso de ejercicio,** que incluso puede aumentar la susceptibilidad a infecciones. Al menos, el ejercicio de altísima intensidad. Sabemos que los corredores de maratón a menudo informan enfermedades después de las carreras, y algunos investigadores creen que el ejercicio excesivo puede sobreestimular las citocinas y la inflamación, agotando las reservas de glucógeno y deteriorando la función inmunológica temporalmente.

EFECTOS DEL EJERCICIO SOBRE EL SISTEMA INMUNITARIO EN SALUD Y EN ENFERMEDAD

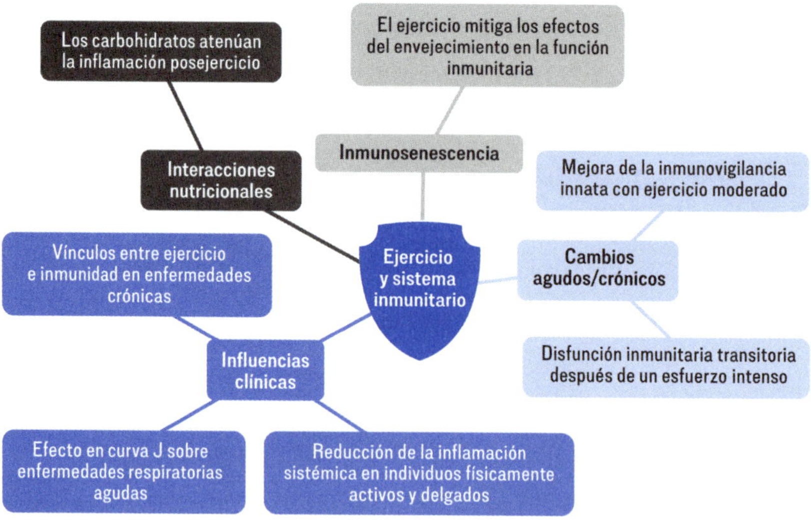

Beneficios del ejercicio físico moderado

El ejercicio físico moderado, realizado de manera regular, es una de las formas más efectivas de fortalecer el sistema inmunitario. Vamos a repasar los principales beneficios de mantener una rutina de actividad física moderada y cómo esos efectos positivos se manifiestan en nuestro cuerpo.

Mejora de la circulación sanguínea

El ejercicio aumenta la circulación sanguínea, lo que es crucial para nuestras defensas por dos razones:

- **Distribución eficiente de células inmunitarias.** Cuando hacemos ejercicio, nuestro corazón bombea más sangre, lo que facilita que las células inmunitarias (como los linfocitos y los neutrófilos) se distribuyan rápidamente por todo el cuerpo. Esto permite una vigilancia constante y una respuesta rápida a cualquier patógeno que pueda invadir nuestro organismo.
- **Eliminación de toxinas.** Un flujo sanguíneo acelerado también ayuda a eliminar las toxinas del cuerpo, reduciendo el estrés sobre el sistema inmunitario y permitiéndole funcionar de manera más eficiente.

Reducción del estrés

La actividad física es un excelente regulador del estrés por dos razones:

- El ejercicio ayuda a **regular los niveles de cortisol,** una hormona que, en exceso, puede suprimir la función inmunitaria. Niveles moderados de cortisol son esenciales para la regulación de la inflamación, pero su exceso, que puede ser provocado por el estrés crónico, tiene efectos negativos sobre nuestras defensas. Dicho de otro modo, el estrés agudo, puntual, es positivo, pero cuando se alarga en el tiempo y pasa a ser crónico es muy contraproducente. Al reducir los niveles de cortisol, el ejercicio ayuda a mantener un sistema inmunitario más robusto.

- La actividad física también aumenta la **producción de endorfinas,** conocidas como las **hormonas de la felicidad,** que no solo mejoran nuestro estado de ánimo, sino que fortalecen nuestra respuesta inmunitaria al reducir el impacto del estrés.

Estimulación de la respuesta inmunitaria

El ejercicio regular estimula la producción y la actividad de distintas células inmunitarias:

- El ejercicio **estimula la producción y la actividad de los linfocitos T y B,** que son esenciales para la respuesta inmunitaria específica. Recuerda que los linfocitos T ayudan a destruir células infectadas y a coordinar la respuesta inmunitaria, mientras que los linfocitos B producen anticuerpos que neutralizan los microbios peligrosos.
- **Potencia la fagocitosis.** Actividades físicas como correr o nadar mejoran la capacidad de los macrófagos para fagocitar, o «comer», los patógenos. Esta función es funda-

mental para la inmunidad innata o natural, nuestra segunda línea de defensa contra infecciones.

- El ejercicio también tiene **efectos positivos en la microbiota intestinal,** y ya sabemos que esto tiene un impacto directo en nuestras defensas. Un intestino saludable con una microbiota diversa es fundamental para una respuesta inmunitaria robusta, ya que muchas células inmunitarias se encuentran en el tracto gastrointestinal: de hecho, un 80 % de las células de las defensas se localizan en el intestino.
- **Ayuda a reducir la inflamación crónica de bajo grado,** que puede dañar las células inmunitarias y el tejido intestinal. Al mantener la inflamación bajo control, el sistema inmunitario puede funcionar de manera más eficiente.

Mejora del sueño

Como veremos con más detalle en un capítulo posterior, el ejercicio regular nos ayuda a conciliar y tener un mejor sueño. En resumen, el sueño es vital para una función inmunitaria óptima:

- **Ciclo del sueño e inmunidad.** Durante el sueño, el cuerpo produce citocinas, que son los mensajeros de nuestras defensas y unas proteínas muy importantes para combatir infecciones e inflamación. Una rutina de ejercicio ayuda a regular el ciclo del sueño, asegurando que estas citocinas se produzcan en cantidades adecuadas.
- **Reducción del insomnio y mejora de la calidad del sueño.** Un buen descanso es esencial para que el sistema inmunitario repare y regenere las células, preparán-

dolas para responder a las amenazas de manera más efectiva.

¿A qué llamamos ejercicio moderado?

Para obtener estos beneficios, es importante saber qué tipo de ejercicios son considerados moderados y cómo incorporarlos en nuestra vida diaria. En este apartado, además del ejercicio moderado, se incluye el ejercicio vigoroso de baja duración (menos de sesenta minutos).

La Organización Mundial de la Salud (OMS) estima que debemos hacer ejercicio moderado un mínimo de **ciento cincuenta minutos por semana.** Y cada uno tiene que adaptarlo a su edad y a su salud. Para algunas personas, levantarse de la silla o del sofá y dar un paseo diario de veinte a treinta minutos será más que suficiente, porque su condición física no les permite hacer otra cosa. Lo importante es activarse y moverse.

Lo más beneficioso para la salud es **practicar ejercicio todos los días** (puede reducir el riesgo de muerte prematura entre un 20 % y un 30 %). Por lo que, para lograr el objetivo de los ciento cincuenta minutos semanales, podríamos distribuirlos en treinta minutos, cinco días a la semana.

Además, la actividad física se puede adaptar a periodos más cortos. Así que, si a lo largo del día nos damos tres paseos rápidos de unos diez minutos, también estaremos trabajando a favor de nuestras defensas.

El ejercicio tiene al menos dos componentes, las actividades que llamamos cardiovasculares o aeróbicas y los ejercicios de fuerza.

En el caso de personas adultas sanas, un ejemplo de **ejercicio moderado cardiovascular** sería el siguiente:

EJERCICIO MODERADO CARDIOVASCULAR

Caminata rápida o carrera suave	Caminar a paso ligero durante treinta minutos al día puede tener un impacto positivo en el sistema inmunitario
Ciclismo recreativo	Andar en bicicleta a un ritmo moderado es una excelente forma de ejercicio cardiovascular suave para las articulaciones
Natación	Nadar regularmente no solo mejora la circulación, sino que también trabaja múltiples grupos musculares sin el impacto que tienen otros ejercicios en las articulaciones
Yoga y pilates	Estas actividades no solo fortalecen el cuerpo, sino que también promueven la relajación y la reducción del estrés, contribuyendo a una mejor salud inmunitaria

En cuanto a los **ejercicios de fuerza,** debemos fortalecer nuestros músculos y mejorar nuestros huesos al menos dos veces por semana, por grupos de músculos:

EJERCICIOS DE FUERZA

Tren superior	Brazos, pecho, hombros y espalda
Tren inferior	Piernas y glúteos
Zona central o core	Abdominales y espalda baja

Este tipo de entrenamiento también se llama funcional. Es conveniente que lo aprendamos con **expertos en actividad fí-**

sica, aunque luego lo desarrollemos de modo autónomo en casa o al aire libre.[1]

Es muy importante que las personas mayores de sesenta y cinco años, sobre todo si tienen problemas de movilidad, realicen ejercicios para mejorar su equilibrio y fortalecer sus músculos de modo progresivo, adaptados a las condiciones de salud de cada uno.

En conclusión, **incorporar ejercicio físico moderado de manera regular es esencial para mantener un sistema inmunitario fuerte y eficiente.** Al optar por actividades que disfrutes y que puedas incorporar a tu vida cotidiana, estarás invirtiendo en tu salud a largo plazo y fortaleciendo tus defensas naturales.

Ejercicio intenso y sistema inmunitario

El ejercicio intenso incluye actividades que elevan significativamente la frecuencia cardiaca y requieren un esfuerzo máximo durante periodos prolongados. Aunque puede ser beneficioso, ha de ser manejado con cuidado para evitar el sobreentrenamiento y para equilibrar adecuadamente el entrenamiento con la recuperación.

---

1. En el libro *Tu cerebro tiene hambre*, Boticaria García explica perfectamente los diferentes niveles de entrenamiento de estos grupos musculares, en lo que ella viene a llamar Tris, tras y cucu-tras.

EJEMPLOS DE EJERCICIO INTENSO

Entrenamientos de resistencia prolongados	Maratones, triatlones o ciclismo de larga distancia
Entrenamiento de alta intensidad (hiit)	Combina intervalos de ejercicio muy intenso con breves periodos de descanso.
Deportes de alto rendimiento	Deportes de alta demanda, como el fútbol, el baloncesto o el rugby

Como se ha indicado ya, el ejercicio intenso y prolongado puede tener efectos adversos si no se maneja adecuadamente. Este fenómeno se conoce como **ventana abierta,** un periodo en el que la función inmunitaria puede estar temporalmente comprometida después de una actividad física extenuante. Puede durar entre tres y setenta y dos horas, dependiendo de la intensidad y la duración del ejercicio.

Sus principales consecuencias son estas:

- **Aumento de la susceptibilidad a infecciones.** Durante la ventana abierta, el cuerpo es más susceptible a infecciones, especialmente en las vías respiratorias superiores. Esto se debe a una disminución temporal en el número y la actividad de las células inmunitarias, como los linfocitos y los neutrófilos.
- **Disminución de la capacidad de los linfocitos T y B para responder a microbios dañinos,** lo que debilita la respuesta inmunitaria del cuerpo durante este periodo.

Además, el ejercicio intenso puede aumentar el **estrés oxidativo** a través de la producción de radicales libres (moléculas inestables que pueden dañar las envueltas de las células —incluyendo las células inmunitarias—, las proteínas y el ADN, afectando negativamente a la función celular y reduciendo su capacidad para combatir infecciones) y la **inflamación,** lo que a su vez puede suprimir la función inmunitaria si no se controla adecuadamente. La inflamación crónica de bajo grado es particularmente perjudicial, ya que puede llevar a un estado de inmunosupresión.

Encontrar el equilibrio entre beneficio y riesgo

Es crucial encontrar un equilibrio adecuado entre la intensidad y la duración del ejercicio para maximizar los beneficios sin caer en los riesgos asociados con el ejercicio excesivo.

- **Planificación del entrenamiento:** implica la planificación de diferentes fases de ejercicio, incluyendo periodos de alta intensidad y recuperación para evitar el sobreentrenamiento y permitir que el cuerpo se recupere y se adapte de manera efectiva.
- **Nutrición y suplementación:** la nutrición adecuada antes, durante y después del ejercicio intenso es vital para mantener la función inmunitaria. Consumir carbohidratos ayuda a mantener los niveles de glucosa en sangre y reducir la respuesta del cortisol, minimizando así la inmunosupresión. Además, la suplementación con antioxidantes, como las vitaminas C y E, puede reducir el estrés oxidativo. Ni que decir tiene que los deportistas de élite tienen una consulta semanal con sus nutricionistas, que vigilan todas

estas cuestiones. Si practicas ejercicio intenso de modo habitual, mi mejor consejo es que te pongas en las manos de un profesional de la nutrición que te acompañe en este camino.

Cómo minimizar los efectos negativos del ejercicio intenso

Para minimizar los efectos negativos del ejercicio intenso sobre el sistema inmunitario, se pueden adoptar varias estrategias:

- **Programación de días de descanso.** Es fundamental incluir días de recuperación en el programa de entrenamiento para permitir que el cuerpo se recobre y que el sistema inmunitario vuelva a un funcionamiento óptimo.
- **Ejercicio moderado en días alternos.** Alternar días de ejercicio intenso y días de ejercicio moderado puede ayudar a mantener los beneficios del ejercicio sin comprometer el sistema inmunitario.
- **Hidratación y alimentación adecuada.** Mantener una buena hidratación y una alimentación equilibrada rica en nutrientes esenciales ayuda a mitigar los efectos negativos del ejercicio intenso. La ingesta adecuada de proteínas, carbohidratos y grasas saludables es crucial.
- **Monitorización del estado físico.** Utilizar herramientas como el registro de la frecuencia cardiaca y cuestionarios de estado de ánimo ayuda a identificar signos de sobreentrenamiento y a ajustar el programa de ejercicios en consecuencia.

Mientras que el **ejercicio moderado** ofrece claros beneficios para la función inmunitaria, el **ejercicio intenso y prolongado** debe ser manejado con cuidado para evitar efectos adversos. Encontrar un equilibrio adecuado entre ejercicio y recuperación, así como mantener una nutrición adecuada, es clave para maximizar los beneficios del ejercicio y disfrutar de un sistema inmunitario fuerte y eficiente.

Ejercicio y enfermedades crónicas

Hay claros beneficios clínicos en la relación entre ejercicio e inmunidad, como la **reducción del riesgo de desarrollar enfermedades crónicas,** de las que hablaremos a continuación. Las perturbaciones inmunitarias inducidas por el ejercicio pueden reducir el riesgo de cáncer y enfermedades cardiacas. El ejercicio regular tiene un efecto antiinflamatorio general, lo que puede ayudar a prevenir muchas y muy diversas enfermedades crónicas.

Pero, además, el ejercicio moderado antes de la vacunación puede mejorar la respuesta de nuestros anticuerpos, si bien se requiere más investigación en este campo.

Asimismo, hay factores nutricionales que influyen en nuestra respuesta inmunitaria al ejercicio. Así, ingerir carbohidratos durante el ejercicio prolongado reduce los niveles de hormonas del estrés y biomarcadores inflamatorios. También alivia los niveles de glucosa e insulina en sangre, reduciendo la inflamación postejercicio. Y los polifenoles, que se encuentran en frutas y verduras, presentan propiedades antiinflamatorias, antivirales y antioxidantes.

El ejercicio físico no solo es crucial para la prevención de enfermedades, sino que juega un papel significativo en la gestión y el tratamiento de diversas enfermedades crónicas. Mantener una rutina de ejercicio regular puede mejorar la función inmunitaria y la calidad de vida de las personas que las padecen.

A continuación, veremos algunos ejemplos de enfermedades crónicas frecuentes en la población.

Diabetes

El ejercicio físico es una herramienta fundamental en el manejo de la diabetes tipo 2 y puede tener un impacto positivo en la función inmunitaria de las personas que conviven con esta enfermedad.

- **Regulación de la glucosa en sangre.** La actividad física ayuda a mejorar la sensibilidad a la insulina, facilitando un mejor control de los niveles de glucosa en sangre. Esto es crucial para prevenir complicaciones que pueden surgir de la hiperglucemia crónica.
- **Reducción de la inflamación.** La diabetes tipo 2 a menudo se asocia con niveles elevados de inflamación de todo el cuerpo. El ejercicio regular puede reducir la inflamación, mejorando la función inmunitaria y reduciendo el riesgo de infecciones.

- **Control del peso corporal.** La obesidad es un factor de riesgo para la diabetes y otras enfermedades crónicas. El ejercicio ayuda a mantener un peso saludable, lo que a su vez mejora el control de la diabetes y la salud inmunitaria.

EJERCICIOS BENEFICIOSOS PARA PERSONAS CON DIABETES

Caminar	Caminar 30 minutos al día ayuda a controlar los niveles de azúcar en sangre
Entrenamiento de fuerza	Actividades como levantar pesas mejoran la sensibilidad a la insulina y potencian la masa muscular
Ejercicios aeróbicos	Ciclismo, natación, baile de intensidad... son ejercicios aeróbicos que mejoran la salud cardiovascular y el control de la glucosa

Enfermedades cardiovasculares

El ejercicio es esencial para la prevención y el manejo de las enfermedades cardiovasculares.

- **Mejora de la salud cardiovascular:** el ejercicio regular fortalece el corazón y los vasos sanguíneos, mejora la circulación y reduce la presión arterial. Un sistema cardiovascular saludable es fundamental para una buena función inmunitaria.
- **Reducción del colesterol:** la actividad física ayuda a reducir los niveles de colesterol LDL (malo) y aumentar el colesterol HDL (bueno), lo que disminuye el riesgo de aterosclerosis y otros problemas cardiovasculares.

- **Reducción del estrés:** el ejercicio es efectivo para reducir el estrés y la ansiedad, lo que puede tener un efecto positivo en la salud cardiovascular y la función inmunitaria.

EJERCICIOS BENEFICIOSOS PARA LA SALUD CARDIOVASCULAR

Ciclismo	Pedalear regularmente mejora la salud del corazón y la resistencia cardiovascular
Natación	Es una excelente opción para mejorar la capacidad aeróbica y fortalecer el corazón sin generar impacto en las articulaciones
Ejercicios de baja intensidad	Actividades como el yoga y el taichí mejoran la salud cardiovascular al reducir el estrés y mejorar la flexibilidad

Cáncer

Aunque es difícil hablar de cáncer, puesto que este concepto aglutina a decenas de enfermedades muy diferentes, existen una serie de pautas básicas para prácticamente todas ellas. El ejercicio juega un papel crucial en el manejo del cáncer y en la mejora de la calidad de vida de los pacientes oncológicos, si bien es cierto que cada paciente tiene que adaptar su actividad a sus posibilidades físicas en los diferentes momentos de la enfermedad.

- **Reducción de la fatiga.** La fatiga es un síntoma común en los pacientes con cáncer. El ejercicio regular mejora los niveles de energía.
- **Mejora del estado de ánimo.** Debido a que liberamos hormonas de la felicidad (como las endorfinas), la activi-

dad física ayuda a combatir la depresión y la ansiedad, que son comunes en los pacientes oncológicos, mejorando así su calidad de vida.

- **Fortalecimiento del sistema inmunitario.** Como ya hemos visto, el ejercicio mejora la función inmunitaria, ayuda al cuerpo a combatir las células cancerosas y reduce el riesgo de infecciones. Hay múltiples estudios que demuestran que el ejercicio físico mejora la evolución de los tumores en tratamiento.

EJERCICIOS BENEFICIOSOS PARA PACIENTES CON CÁNCER

Ejercicio aeróbico moderado	Caminar, nadar o andar en bicicleta a un ritmo moderado. Como ya hemos dicho, la exigencia debe adaptarse al estado de salud del paciente en cada momento
Entrenamiento de fuerza	Actividades ligeras de levantamiento de pesas ayudan a mantener la masa muscular
Ejercicios de flexibilidad	El yoga y los estiramientos mejoran la movilidad y reducen el estrés

Enfermedades autoinmunitarias

Las enfermedades autoinmunitarias son aquellas en las que el sistema inmunitario ataca nuestro propio organismo. Las diez enfermedades autoinmunitarias más frecuentes en la población son: **enfermedad celíaca, tiroiditis de Hashimoto, artritis reumatoide, diabetes mellitus tipo 1, lupus eritematoso sistémico, psoriasis, esclerosis múltiple, enfermedad de Crohn, colitis ulcerosa y síndrome de Sjögren.** El ejercicio también tiene efectos positivos para estos pacientes, aunque —como en otros casos— es importante adaptar el nivel de actividad a la condición específica y a los síntomas individuales.

- **Reducción de la inflamación.** El ejercicio regular ayuda a reducir los niveles de inflamación, que son característicamente altos en las enfermedades autoinmunitarias.
- **Mejora de la salud mental.** Las personas con enfermedades autoinmunitarias a menudo experimentan estrés y depresión por sus dolencias. La actividad física mejora el estado de ánimo y la calidad de vida, porque —como ya hemos visto— se liberan endorfinas que hacen que nos sintamos mejor.
- **Fortalecimiento muscular.** El ejercicio puede ayudar a prevenir la pérdida de masa muscular y a mejorar la fuerza, lo que es particularmente importante para aquellos pacientes que pueden estar limitados por el dolor o la fatiga.

EJERCICIOS BENEFICIOSOS PARA PACIENTES CON ENFERMEDADES AUTOINMUNITARIAS

Ejercicios de bajo impacto	Natación y ciclismo son ideales, ya que minimizan el estrés en las articulaciones
Estiramientos y flexibilidad	Yoga y taichí ayudan a mantener la movilidad y reducir el dolor
Entrenamiento de resistencia ligera	Usar bandas de resistencia (de goma) o pesas ligeras ayuda a mantener la fuerza sin exacerbar los síntomas

Enfermedades respiratorias crónicas

El ejercicio también se ha demostrado como beneficioso para personas con enfermedades respiratorias crónicas, desde el asma hasta dolencias más severas, como la enfermedad pulmonar obstructiva crónica (EPOC).

- **Mejora de la capacidad pulmonar y la eficiencia respiratoria,** facilitando una mejor oxigenación de los tejidos.
- **Reducción de la severidad de los síntomas e incremento de la tolerancia al ejercicio.**
- **Fortalecimiento de los músculos respiratorios y del resto del cuerpo,** que permite a los pacientes llevar una vida más activa y funcional.

EJERCICIOS BENEFICIOSOS PARA PACIENTES CON ENFERMEDADES RESPIRATORIAS CRÓNICAS

Ejercicios de respiración	Técnicas específicas de respiración mejoran la eficiencia respiratoria
Caminar y ciclismo	Actividades aeróbicas de bajo impacto pueden incrementar la capacidad cardiovascular sin ejercer demasiada presión sobre el sistema respiratorio
Entrenamiento de fuerza	Ejercicios ligeros de resistencia sirven para potenciar la fuerza general y la resistencia muscular

El ejercicio en el contexto del envejecimiento

A medida que envejecemos, mantener la actividad física es crucial para preservar la función inmunitaria y la salud en general.

Entre otras cosas, porque el sistema inmunitario también envejece, y más allá de los sesenta y cinco años se va deteriorando con bastante rapidez.

En la denominada tercera edad, el ejercicio regular ayuda:

- A **mantener la masa muscular, la densidad ósea y la flexibilidad,** lo que es esencial para prevenir caídas y fracturas.
- A **reducir los radicales libres** que se acumulan en nuestras células envejecidas, por lo que, en cierto modo, «retarda» el proceso de envejecimiento inmunitario. Además, actúa sobre la **capacidad funcional de los linfocitos T,** las células más importantes de nuestro ejército de élite.
- A **disminuir la liberación de citocinas inflamatorias** (esos mensajeros de las defensas que activaban un estado de inflamación generalizado).
- A **socializar y mejorar el estado de ánimo.** Participar en actividades físicas en grupo puede ser motivador y proporcionar beneficios adicionales a la **salud mental y emocional.**

Es importante adaptar la intensidad y el tipo de ejercicio a las capacidades físicas individuales. Deben ser **actividades de bajo impacto,** como **caminar, nadar o hacer yoga,** ideales para los adultos mayores.

Incorpora el ejercicio a tu vida diaria

Para beneficiarse de los efectos positivos del ejercicio sobre el sistema inmunitario, es fundamental incorporarlo de manera regular a nuestra rutina semanal. A continuación, propongo algunas estrategias prácticas para planificar y mantener una actividad física adecuada que fortalezca nuestras defensas y mejore nuestra salud general.

Incorporar el ejercicio a la vida cotidiana no requiere de rutinas complejas ni largas horas en el gimnasio. Se trata de encontrar actividades que disfrutes y que puedas realizar con constancia.

El tiempo mínimo de una franja de ejercicio es de diez minutos. Mejor estos minientrenamientos que nada: eso es lo que tenemos que interiorizar.

- **Frecuencia:** se recomienda realizar entre 150 y 300 minutos de ejercicio moderado, o entre 75 y 150 minutos de ejercicio vigoroso a la semana. Este tiempo se puede distribuir en sesiones de 30 minutos durante 5 días a la semana. Dentro de un mismo día, puedes ejercitarte en 3 fases de 10 minutos cada una.
- **Variedad:** combinar diferentes tipos de ejercicio, como actividades aeróbicas (caminar, correr, nadar) y de fuerza (levantamiento de pesas, resistencia), proporciona beneficios completos para la salud. Debes realizar actividades de fuerza al menos dos veces por semana.

- **Intensidad:** alternar ejercicios de intensidad moderada e intensa maximiza los beneficios para la salud sin sobrecargar el cuerpo.

En la medida de lo posible, **evita dedicar muchas horas a una actividad sedentaria** (sentarte en el sofá para ver la televisión o tus dispositivos móviles). Tu cuerpo y tu sistema inmunitario te lo agradecerán.

Estrategias para incorporar el ejercicio a la rutina diaria

- **Hacer ejercicio en la mañana.** Programar el ejercicio a primera hora del día puede asegurar que se complete antes de que otras responsabilidades ocupen tu tiempo. Elige lo que más te guste: un paseo o una carrera por un parque cercano, ejercicios de *core* abdominal o de yoga en la alfombra del salón...
- **Integrar el ejercicio en las actividades diarias.** Opta por caminar o ir en bicicleta en lugar de usar el coche para trayectos cortos, sube las escaleras en lugar de coger el ascensor, realiza las tareas domésticas vigorosamente... Ya tienes hechos veinte minutos diarios de ejercicio moderado o vigoroso.
- **Establecer objetivos realistas.** Marcar metas pequeñas y alcanzables puede aumentar la motivación y facilitar la incorporación del ejercicio a la rutina diaria. Si no estás acostumbrado a hacer ejercicio, es importante comenzar

lentamente y aumentar gradualmente la intensidad y la duración de tus actividades.

- **Empezar con actividades ligeras** (caminar, estiramientos, yoga...), que son suaves para el cuerpo pero efectivas para mejorar la movilidad y la salud general, e **incrementar la actividad gradualmente,** tanto en tiempo como en intensidad, a medida que tu condición física mejore. Por ejemplo, puedes comenzar caminando 15 minutos al día y aumentar gradualmente hasta 30 minutos, o caminar 5000 pasos al día e ir aumentando gradualmente tu objetivo.
- **Cuidar la hidratación y la nutrición.** Mantén una buena hidratación y una dieta equilibrada para apoyar tu actividad física y la recuperación.
- **Utilizar la tecnología como apoyo.** Tenemos múltiples aplicaciones y dispositivos de seguimiento de la actividad física que te ayudarán a monitorizar tu progreso y a mantener la motivación.

¡Escucha a tu cuerpo! Presta atención a cómo se siente y ajusta tu nivel de actividad en consecuencia. Si experimentas síntomas, como dolor persistente, fatiga extrema o malestar, reduce la intensidad de tu entrenamiento o tómate un descanso para evitar lesiones.

Mantener la motivación

Mantener la motivación a largo plazo puede ser un desafío. A continuación propongo algunas estrategias para no tirar la toalla a la primera de cambio:

- **Encuentra actividades que disfrutes,** ya sea bailar, caminar en la naturaleza, nadar o practicar un deporte en concreto. El ejercicio será más divertido y no lo sentirás como una obligación.
- **Cambia regularmente las actividades** para evitar el aburrimiento. Yo, en particular, si hago tres días seguidos lo mismo, me aburro. O también puedes hacer lo mismo, pero cambiando de lugar y de paisaje. Esto funciona muy bien.
- **Establece un plan de entrenamiento** claro y específico.
- **Busca compañeros.** Hacer ejercicio con amigos, familiares o grupos puede proporcionar apoyo social y hacer que la actividad sea más agradable. **Asistir a clases grupales** de yoga, baile o ejercicios aeróbicos aumenta el sentido de comunidad y apoyo social. También puedes **entrenar en pareja** o **participar en eventos y desafíos.**

> **¡Recuerda! Socializar ayuda a tus defensas...**

- **Registra el progreso de tus actividades y tus logros** para favorecer la motivación. Yo soy un poco despistado, así que confío en la aplicación de mi reloj.

- **Recompénsate.** Prémiate por alcanzar tus metas. Puede ser con algo tan simple como disfrutar de tu programa de televisión favorito o hacerte un pequeño regalo.
- **Cuida el descanso y la recuperación.** Es fundamental para la recuperación muscular y la prevención de lesiones, y para no sentir la práctica del ejercicio como una obligación.

RELACIÓN ENTRE EL GRADO DE ACTIVIDAD DEL SISTEMA INMUNITARIO Y EL RIESGO DE INFECCIONES DE VÍAS RESPIRATORIAS SUPERIORES (IVRS), SEGÚN LA CANTIDAD DE EJERCICIO FÍSICO QUE HAGAMOS

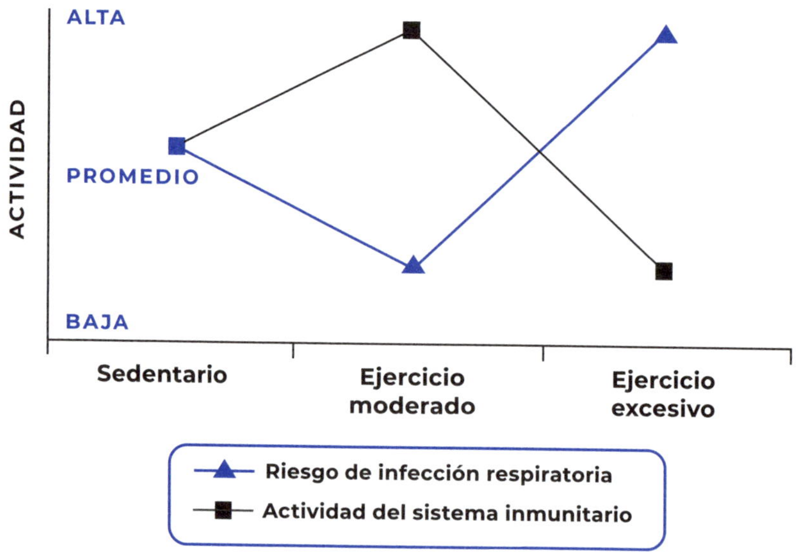

CAPÍTULO 3

Estrés, ansiedad, relaciones sociales y sus efectos sobre nuestras defensas

El estrés y la ansiedad se han convertido en compañeros constantes en la vida moderna, afectando a personas de todas las edades y estilos de vida. Vivimos en un mundo que exige rapidez, eficiencia y adaptación continua, factores que, si bien pueden ser motivadores, también son una fuente inagotable de tensión y preocupación.

El estrés puede presentarse de dos formas principales: agudo y crónico. El **estrés agudo,** que es una respuesta temporal y rápida a situaciones específicas, puede tener efectos beneficiosos para la supervivencia, ya que ayuda al cuerpo a reaccionar ante amenazas inmediatas. En contraste, el **estrés crónico,** persistente y prolongado, conlleva una serie de problemas de salud que afectan profundamente al sistema inmunitario.

Este capítulo se centra en explorar cómo el estrés y la ansiedad impactan en nuestras defensas naturales. Analizaremos los mecanismos biológicos subyacentes a la respuesta del cuerpo al estrés, las diferencias entre estrés agudo y crónico, y cómo cada uno influye de manera distinta en nuestra salud inmunológica. Además, proporcionaremos estrategias prácticas, basadas en la evidencia, para manejar el estrés y la ansiedad con el objetivo de fortalecer nuestro sistema inmunitario y mejorar nuestra calidad de vida.

Somos muy conscientes de las **conexiones entre nuestro estado de ánimo y el sistema inmunitario,** solo que ni lo pensamos. Cuando incubamos una gripe o una infección, las defensas avisan al cerebro, de manera que «sentimos» que algo no anda bien. Y a las pocas horas... aparecen los síntomas. Pero la interconexión es bidireccional, de modo que cuando estamos estresados o ansiosos (en un momento de exámenes, en una ruptura sentimental, ante la pérdida de un ser querido, una mudanza, una boda, etcétera) nos aparecen llagas en la boca, padecemos conjuntivitis o diarreas, nos acatarramos o, si somos alérgicos, se acentúa su manifestación.

El sistema nervioso y el sistema inmunitario están en permanente comunicación.

El estrés y la ansiedad son **respuestas naturales del cuerpo** a situaciones percibidas como amenazantes o desafiantes. Aunque a menudo se utilizan de manera intercambiable, representan estados distintos que pueden tener diferentes efectos sobre la salud física y mental.

Tanto el estrés crónico como la ansiedad constante pueden tener efectos devastadores en el sistema inmunitario, aumentando la susceptibilidad a enfermedades y disminuyendo la capacidad del cuerpo para combatir infecciones y otras amenazas.

Comprender la diferencia entre estrés agudo, estrés crónico y ansiedad es crucial para abordar adecuadamente cada situación y desarrollar estrategias efectivas para manejarlos.

El estrés

El estrés es una **reacción fisiológica y psicológica ante un desafío o demanda.** Es una respuesta normal y, en muchos casos, beneficiosa, que ayuda al cuerpo a adaptarse a las nuevas situaciones. Responde a factores externos, como el trabajo, las relaciones interpersonales, los problemas financieros, o incluso eventos positivos, como una boda o la llegada de un nuevo bebé. Se manifiesta de dos formas principales: estrés agudo o crónico.

El estrés agudo

El estrés agudo presenta una corta duración y, generalmente, se resuelve rápidamente. Es la reacción del cuerpo a una amenaza inmediata —un examen importante, una entrevista de trabajo, un conflicto interpersonal...—. Entre sus síntomas, se pueden incluir:

- Aumento de la frecuencia cardíaca.
- Respiración rápida.
- Tensión muscular.
- Sudoración.
- Sensación de mariposas en el estómago.

Todos conocemos situaciones que pueden conducir a un episodio de estrés agudo: tener una presentación importante en el trabajo, sufrir un atasco de tráfico inesperado cuando llegas tarde para una cita, recibir malas noticias o repetidas críticas en las redes sociales, pasar por una emergencia médica de un ser querido...

El estrés crónico

Se desarrolla cuando una persona enfrenta situaciones estresantes de manera prolongada en el tiempo, sin la oportunidad de relajarse y recuperarse. Conlleva efectos perjudiciales a largo plazo en la salud física y mental, y entre sus síntomas se pueden incluir:

- Problemas de sueño.
- Fatiga constante.
- Dolores de cabeza frecuentes.
- Problemas digestivos.
- Irritabilidad y cambios de humor.
- Depresión y ansiedad.

Los causantes del estrés crónico son muchos; entre los más habituales podemos mencionar, por ejemplo:

- Tener un empleo que exige constantemente más de lo que puedes manejar.
- Enfrentar problemas financieros persistentes que dificultan llegar a fin de mes.
- Vivir en un ambiente familiar conflictivo o en una relación abusiva.
- Cuidar de un familiar enfermo durante un periodo prolongado.

Los mecanismos del estrés y la respuesta de nuestro cuerpo

El estrés activa una serie de respuestas fisiológicas diseñadas para preparar al cuerpo para enfrentar situaciones de emergencia. Esta reacción, conocida comúnmente como **respuesta de «lucha o huida»,** involucra la liberación rápida de hormonas como la adrenalina y el cortisol.

La respuesta de «lucha o huida»

Cuando el cerebro percibe una amenaza, el hipotálamo, una pequeña región en la base del cerebro, inicia una cascada de señales químicas. Estas señales activan el sistema nervioso autónomo, en particular, la división simpática, que a su vez estimula las glándulas suprarrenales para liberar adrenalina en cuestión de segundos. La **adrenalina** prepara al cuerpo para la acción inmediata, al incrementar la frecuencia cardiaca, mejorar la respiración y redistribuir el flujo sanguíneo hacia los músculos principales.

Esta rápida movilización de recursos energéticos es crucial para responder eficazmente a peligros inmediatos.

Además de la adrenalina, el eje hipotalámico-hipofisario-suprarrenal (HPA, por sus siglas en inglés) se activa, liberando la denominada hormona adrenocorticotropa (ACTH) desde la hipófisis. La ACTH estimula las glándulas suprarrenales para liberar **cortisol,** una hormona que, aunque tarda más en alcanzar su pico en comparación con la adrenalina, tiene efectos prolongados en el cuerpo. El cortisol aumenta los niveles de glucosa en sangre, proporciona energía sostenida y modula varias funciones corporales, incluyendo la supresión temporal del sistema inmunitario y la digestión, para enfocar todos los recursos del cuerpo en la emergencia inmediata. El cortisol es el mayor inmunosupresor natural. Es, justamente, el caballo de batalla para nuestras defensas.

El estrés puntual, como el que se experimenta al enfrentar un peligro inmediato, puede tener efectos beneficiosos al mejorar la vigilancia inmunitaria. Por ejemplo, la adrenalina liberada puede movilizar células inmunitarias, como los neutrófilos (que se comen todo lo que encuentran extraño), mejorando la capacidad del cuerpo para patrullar y responder rápidamente a infecciones o heridas.

Sin embargo, cuando el estrés se convierte en una constante, las hormonas liberadas durante estos episodios prolongados pueden tener efectos devastadores. Los niveles de cortisol y de adrenalina en el cuerpo son demasiado elevados durante largos periodos, lo que lleva a una supresión mantenida en el tiempo del sistema inmunitario. Este estado constante de alerta puede provocar la disminución de la eficacia de las células inmunitarias, un aumento de la inflamación crónica y una mayor susceptibilidad a enfermedades infecciosas y crónicas, como el cáncer y las enfermedades cardiovasculares.

Entender estos mecanismos es crucial para desarrollar estrategias efectivas de manejo del estrés que no solo mejoren nuestra salud mental, sino que también fortalezcan nuestras defensas naturales.

¿Qué papel juega la psiconeuroinmunología?

La interconexión entre el sistema nervioso, endocrino e inmunitario, estudiada por la disciplina de la psiconeuroinmunología, revela cómo las emociones y los estados psicológicos pueden influir directamente en nuestra salud física.

Múltiples investigaciones han mostrado que el sistema nervioso central puede modular la función inmunitaria a través de señales neuroendocrinas. De manera recíproca, las citocinas y otros productos del sistema inmunitario pueden influir en el comportamiento y la función cerebral. Esta interacción bidireccional subraya la importancia de considerar factores psicológicos y emocionales en el manejo del estrés y la salud inmunitaria.

Los hallazgos científicos en el laboratorio no se han podido evidenciar aún en situaciones clínicas. Y permíteme aclarar aquí una cuestión de máxima actualidad sobre la psiconeuroinmunología. Transcribo literalmente lo que aparece en Wikipedia, pues me parece una definición perfecta:

> La psiconeuroinmunología es un campo de investigación interdisciplinar que estudia la interacción entre los procesos psicológicos y los sistemas nervioso e inmunitario del cuerpo humano, y su efecto sobre la salud.
>
> Este nombre también se aplica erróneamente a un conjunto de formaciones pseudocientíficas que han surgido en los últimos años, en las cuales se usa la psiconeuroinmunología como base para sustentar un conjunto de terapias alternativas denominadas de mente-cuerpo, [...] con las cuales se pretende tratar a pacientes mediante terapia psicológica, cambios en la dieta y dietas sin efectos demostrados, suplementación nutricional y otros.[1]

De modo **que la psiconeuroinmunología es un área de conocimiento científico, y no una terapia.** No debemos dejarnos engañar. Aunque, como muchas otras pseudoterapias, puede tener efecto placebo.

La **psiconeuroinmunología (PNI)** es un campo de estudio que explora cómo se relacionan entre sí tres sistemas clave de nuestro organismo: el sistema nervioso, el sistema inmunitario y el sistema endocrino. Es decir, investiga cómo nuestras emociones, el estrés o el estado de ánimo pueden influir en nuestras defensas o en el desarrollo de ciertas enfermedades. En principio, esta línea de investigación es legítima y tiene sentido: sabemos que el estrés crónico, por ejemplo, puede afectar la inmunidad.

Sin embargo, cuando pasamos de la investigación básica a la promesa de tratamientos o terapias basadas en psiconeu-

---

1. Véase <https://es.wikipedia.org/wiki/Psiconeuroinmunolog%C3%ADa>.

roinmunología, el panorama cambia. A día de hoy, hay **muy pocas investigaciones sólidas** que demuestren que podemos «modular» nuestro sistema inmunitario simplemente pensando de cierta forma o gestionando emociones. Algunas corrientes vinculadas a esta disciplina han acabado rozando la pseudociencia, proponiendo terapias sin base científica o afirmando que «sanar la mente» puede curar enfermedades autoinmunitarias o incluso el cáncer, lo cual es **engañoso y peligroso.**

Por eso, aunque la PNI **como campo de estudio merece atención científica,** su uso como herramienta terapéutica es, hasta ahora, **especulativo.** En ciencia, no basta con que una idea sea atractiva o lógica: hace falta evidencia sólida, estudios bien hechos y reproducibles. Y en este caso, esa evidencia aún no ha llegado.

El impacto del estrés crónico en el sistema inmunitario

El estrés crónico tiene efectos profundamente negativos en el cuerpo, especialmente en el sistema inmunitario. A diferencia del estrés agudo, que puede ser beneficioso a corto plazo, el estrés crónico somete al cuerpo a un estado constante de alerta, lo que puede provocar una serie de problemas de salud graves.

Liberación continua de cortisol y sus efectos

El cortisol juega un papel crucial en la respuesta del cuerpo al estrés. Como ya hemos visto, en situaciones de estrés agudo ayuda a mantener el equilibrio energético, al aumentar los niveles de glucosa en sangre, proporcionando energía adicional para enfrentar la amenaza. Sin embargo, cuando el estrés se vuelve crónico, la liberación continua de cortisol tiene efectos perjudiciales:

Consecuencias del estrés crónico

1. **Supresión del sistema inmunitario:** se inhiben las células inmunitarias (sobre todo las T y las B, que son cruciales en nuestras defensas de élite), dejándonos más expuestos frente a microbios dañinos.
2. **Infecciones frecuentes,** tanto las más comunes como resfriados, gripe y herpes labial, a otras más graves, todo ello debido a la disminución de la función inmunitaria.
3. **Condiciones autoinmunitarias.** El estrés crónico puede desencadenar o agravar enfermedades autoinmunes, como la artritis reumatoide, el lupus y la enfermedad inflamatoria intestinal, al alterar la regulación del sistema inmunitario.
4. **Cáncer.** Algunos estudios han mostrado que el estrés crónico acelera el crecimiento de tumores y aumenta la metástasis en ciertos tipos de cáncer. Esto se debe a la capacidad del estrés para suprimir la actividad de las células NK y otros componentes inmunitarios que combaten las células cancerosas.
5. **Enfermedades cardiovasculares.** El estrés crónico contribuye a la inflamación crónica, un factor de riesgo conocido en enfermedades cardiovasculares. La inflamación persistente puede dañar las arterias y aumentar el riesgo de ataques cardiacos y accidentes cerebrovasculares.

La ansiedad

La ansiedad es una **respuesta emocional a una amenaza anticipada, caracterizada por sentimientos de tensión, preocupación y temor.** A diferencia del estrés, que es una reacción a un estímulo presente, la ansiedad se caracteriza por la preocupación constante y excesiva por eventos futuros[2].

¿Qué situaciones pueden conducir a un episodio de ansiedad? Veamos algunos ejemplos:

- Preocupación constante por la salud propia o la de un ser querido, a pesar de la falta de evidencia de una enfermedad grave.

---

2. El estrés y la ansiedad tienen una relación bidireccional: uno alimenta al otro. Así, el estrés prolongado puede causar ansiedad. Si llevas mucho tiempo bajo presión (estrés crónico), tu sistema nervioso se mantiene en modo alerta demasiado tiempo. Eso puede hacer que tu mente se vuelva más reactiva, más sensible a amenazas reales o imaginarias.

La ansiedad puede generar más estrés. Cuando ya tienes ansiedad, empiezas a preocuparte por todo, incluso por el propio hecho de estar ansioso. Eso te mete en un bucle donde cualquier cosa cotidiana te genera estrés, porque tu sistema está hiperactivado.

A nivel biológico, el estrés activa el eje hipotálamo-hipófisis-adrenal (HHA), que dispara el cortisol. La ansiedad implica una hiperactivación de la amígdala (que es la alarma del cerebro) y una disminución del control del córtex prefrontal, la parte racional que pone freno a esas alarmas.

Cuando el estrés es prolongado, este sistema se desregula y es más fácil que tu cerebro interprete cualquier cosa como peligrosa, es decir, más ansiedad.

Hay un símil muy fácil: si pensamos en un vaso que se llena de agua, el estrés serían las gotas que van cayendo. La ansiedad es el momento en que el vaso se desborda y ya no puedes controlar el miedo o la preocupación.

- Miedo anticipatorio a eventos sociales, como hablar en público o asistir a reuniones.
- Inquietud persistente por el rendimiento en el trabajo o los estudios, incluso cuando uno se ha preparado adecuadamente.
- Miedo irracional a situaciones específicas, como volar, estar en las alturas o a ciertos animales.

La ansiedad puede ser una respuesta normal al estrés, pero cuando es persistente y excesiva, se convierte en **trastorno de ansiedad.** Entre los trastornos de ansiedad se incluyen, entre otros:

- **El trastorno de ansiedad generalizada (TAG).** Caracterizado por una preocupación excesiva y persistente sobre diversas áreas de la vida cotidiana. Las personas con TAG pueden experimentar síntomas físicos, como fatiga, irritabilidad y problemas de concentración, además de un aumento de los niveles de cortisol y una función inmunitaria debilitada.
- **Trastorno de pánico.** Se manifiesta a través de episodios recurrentes, inesperados e intensos de miedo y malestar. Durante estos ataques, el cuerpo experimenta una respuesta de «lucha o huida» intensa, lo que altera la función inmunitaria si los ataques son frecuentes.
- **Trastorno obsesivo-compulsivo (TOC).** Se caracteriza por pensamientos intrusivos y comportamientos repetitivos destinados a reducir la ansiedad. El TOC puede causar estrés crónico, lo que afecta negativamente al sistema inmunitario.

- **Fobia.** Miedo irracional y excesivo a objetos o situaciones específicos (a las arañas, a volar, a los espacios abiertos o cerrados..., la lista es muy larga). Las personas con fobias pueden experimentar niveles elevados de ansiedad que, si son persistentes, debilitan la función inmunitaria.

La ansiedad y su relación con el sistema inmunitario

Cuando se experimenta ansiedad de manera constante, puede llevar a una retroalimentación del estrés (entramos en un círculo vicioso), lo que aumenta la producción de cortisol y otras hormonas del estrés.

1. **Producción de cortisol.** Al igual que el estrés crónico, la ansiedad constante mantiene elevados los niveles de cortisol. Esto suprime la función inmunitaria y aumenta la susceptibilidad a infecciones y enfermedades.
2. **Impacto en la producción de citocinas.** La ansiedad crónica puede alterar la producción de citocinas, que son proteínas importantes para la comunicación entre las células inmunitarias. Las citocinas proinflamatorias (IL-1, IL-6 y TNF) pueden desregularse, lo que afecta la capacidad del cuerpo para responder adecuadamente a las infecciones.
3. **Disminución de la función inmunitaria.** La ansiedad puede reducir la eficacia de las células inmunitarias, como los linfocitos T y B, y de las células NK. Esto puede resultar en una menor capacidad del cuerpo para combatir patógenos y eliminar células dañinas, como las cancerosas.

Estrategias para manejar el estrés y la ansiedad

Manejar el estrés y la ansiedad es crucial para mantener un sistema inmunitario saludable. A continuación, propongo algunas estrategias prácticas, basadas en la evidencia, que pueden ayudar a reducir los niveles de estrés y ansiedad.

TÉCNICAS DE MANEJO DEL ESTRÉS

Mindfulness	Es la práctica de prestar atención plena al momento presente sin juzgar. Se ha demostrado que la práctica regular de *mindfulness* reduce el estrés y mejora la función inmunitaria, al disminuir la producción de cortisol
Meditación	La meditación regular ayuda a calmar la mente y reducir la ansiedad. Técnicas como la meditación trascendental son particularmente efectivas para disminuir los niveles de estrés y mejorar la salud emocional y física
Ejercicios de respiración	Respiración profunda: la respiración diafragmática activa el sistema nervioso parasimpático, que ayuda a reducir la respuesta al estrés y promueve una sensación de calma
	Respiración 4-7-8: esta técnica consiste en inhalar durante 4 segundos, mantener la respiración durante 7 segundos y exhalar lentamente durante 8 segundos. Ayuda a reducir la ansiedad y mejorar el enfoque mental
Actividades relajantes	Baños calientes: ayudan a relajar los músculos y reducir la tensión
	Aromaterapia: aceites esenciales como el de lavanda o el de eucalipto pueden promover la relajación y mejorar el sueño
	Yoga y taichí: estas prácticas combinan ejercicio físico con técnicas de respiración y meditación, lo que puede ayudar a reducir el estrés y mejorar la salud inmunitaria
	Estiramientos: incorporar sesiones de estiramiento en la rutina diaria

→

Ejercicio físico	Ejercicio matutino: comenzar el día con una caminata o una sesión de ejercicio ligero puede ayudar a reducir el estrés y aumentar los niveles de energía
	Minientrenamientos: realizar pequeños entrenamientos de 10-15 minutos durante el día puede ser tan efectivo como una sesión larga de ejercicio

Dejo para el final un consejo fundamental: **dedica tiempo a aquellas actividades que te brinden placer y relajación.** Hay momentos en la vida en que, por motivos personales (una separación sentimental, la pérdida de un ser querido, una enfermedad grave, una mudanza, una boda...) o profesionales (cambio laboral, un entorno laboral estresante...), no podemos evitar el estrés y lo único que podemos hacer es incrementar las actividades que producen las llamadas **hormonas de la felicidad (aunque la felicidad no es algo tan simple como química o biología, estas sustancias nos ayudan):** endorfinas, serotonina, oxitocina. Son actos tan sencillos como abrazar a nuestros seres queridos o a nuestras mascotas, bailar, trotar alegremente por un parque, practicar el sexo, pintar, leer un libro que nos enganche, escuchar nuestra música favorita... En la medida de nuestras posibilidades, debemos buscar en el día a día esos pequeños escapes que tanto placer nos producen.

Dedicar tiempo a **actividades creativas,** como la pintura, la jardinería, la lectura o la música puede ser muy efectivo para reducir el estrés y mejorar el bienestar emocional. Lo mismo sucede con aquellas actividades que nos ponen en **contacto con la naturaleza:** pasar tiempo al aire libre, ya sea caminando por un parque o haciendo senderismo, ayuda a reducir los niveles de cortisol y mejorar la salud mental.

Cabe destacar el uso de la **música** (obviamente, no todos los estilos) para inducir un estado de relajación y de alivio del estrés. Ciertos tipos de música modulan positivamente el sistema inmunitario, promoviendo el retorno a la situación de «calma» y normalidad.

Existen otros hábitos saludables que hemos abordado en diferentes capítulos de esta segunda parte del libro, como son el ejercicio físico (capítulo 2), o el cuidado del sueño (capítulo 4) y de la alimentación (capítulo 1), que están en íntima interrelación con el estrés y sus efectos sobre el sistema inmunitario.

La paradoja de las pseudociencias: cuando los cristales y los horóscopos fortalecen tus defensas

¡Ah, las pseudociencias! ¡Qué haríamos sin ellas! Porque, admitámoslo, a veces un cuarzo rosa en el bolsillo o una consulta con el astrólogo de confianza parece ser la solución mágica que nuestra salud necesitaba. Y, aunque es fácil reírnos de la idea de que los planetas alineados, las vibraciones cósmicas de un cristal, las flores de Bach o el reiki pueden curar una gripe o un cáncer, hay algo curioso detrás de todo esto. No, no es que los cristales realmente tengan poderes curativos ni que los horóscopos puedan prever tu próximo resfriado, sino que estas prácticas nos brindan una cosa muy real y valiosa: la reducción del estrés. Cuando te sientes más tranquilo y menos ansioso porque tu horóscopo dice que es un buen día para cuidar de tu salud, tu cuerpo también se relaja. Y resulta que un cuerpo relajado es un cuerpo con un sistema inmunitario más fuerte. Así que, si te gustan estas prácticas..., ¡adelante! Agarra tu cristal favorito, lee tu horóscopo por la mañana o haz sesiones de reiki o flores de Bach, pero ríete un poco. Lo que sí es imprescindible que entiendas es que estas actividades pseudocientíficas mejoran tu estado en la medida en que reducen tu estrés o ansiedad porque tú crees en ellas, presentan un efecto placebo, pero **en ningún caso deben sustituir las indicaciones médicas o terapéuticas recibidas de los profesionales sanitarios.**

Efectos de la vida social sobre el sistema inmunitario

Ya hemos visto que el sistema inmunitario no solo está influenciado por factores biológicos y ambientales, sino también por factores psicosociales.

> **Los seres humanos somos inherentemente sociales y nuestras interacciones con otros pueden modular nuestras respuestas inmunitarias.**

Como veremos a continuación, la calidad de nuestros vínculos sociales puede tener un impacto significativo en nuestra salud, ya que **mantener relaciones positivas** con amigos, familiares y compañeros puede proporcionarnos un apoyo emocional crucial en una situación de estrés o ansiedad, nos permite liberar endorfinas y mejorar el estado de ánimo, fortaleciendo así la respuesta inmunitaria.

Entre los efectos positivos de las relaciones sociales sobre el sistema inmunitario, cabe destacar:

- **Reducción de la inflamación.** Las interacciones sociales positivas están asociadas con niveles más bajos de inflamación. Tenemos estudios que demuestran que personas con redes sociales amplias y de calidad presentan menores niveles de marcadores inflamatorios muy habituales (como la proteína C reactiva o PCR y la IL-6, uno de los mensajeros inflamatorios del sistema inmunitario).
- **Mejora de la respuesta antiviral.** Tener una red social diversa mejora la inmunidad antiviral. Personas con más tipos de relaciones sociales (amigos, familia, compañeros de trabajo...) tienen mayor resistencia a virus comunes como el resfriado. Bien es verdad que si nos reunimos con muchas personas en lugares cerrados tenemos más papeletas, sobre todo en invierno, para pillar el típico resfriado o catarro, porque ya sabemos que los virus se conservan en el ambiente de lugares cerrados.

Como es lógico, la falta de interacciones sociales o la **percepción de aislamiento (soledad)** tiene efectos adversos sobre el sistema inmunitario.

- **Aumento de la inflamación.** El aislamiento social y la soledad están asociados con una respuesta inflamatoria aumentada. Personas socialmente aisladas o que se sienten solas tienden a tener niveles elevados de IL-6 y otras moléculas inflamatorias, lo que puede contribuir a diversas enfermedades crónicas.

- **Disminución de la inmunidad antiviral.** La soledad puede suprimir la respuesta inmunitaria antiviral. Existen estudios que demuestran que los individuos solitarios presentan una menor producción de otro mensajero inmunitario (el interferón gamma IFN-Y, que es una citocina), crucial para la defensa contra los virus. De hecho, algunas de las personas jóvenes que desarrollaron COVID grave fue por fallos en esta molécula.
- **Susceptibilidad a enfermedades.** El estado inflamatorio crónico asociado con el aislamiento puede aumentar la susceptibilidad a enfermedades infecciosas y otras patologías crónicas, como enfermedades cardiovasculares y cáncer.

Los mecanismos que explican estos efectos incluyen la regulación del sistema nervioso autónomo, que influye en las respuestas inmunitarias innatas o naturales y adaptativas (de élite). La soledad y el aislamiento pueden activar el sistema nervioso simpático, aumentando la producción de cortisol y otras hormonas del estrés que promueven la inflamación y suprimen la respuesta inmune.

¡Manos a la obra contra el aislamiento!

Dado el impacto negativo del aislamiento en la salud inmunitaria, es crucial promover la socialización y reducir la soledad, especialmente en poblaciones vulnerables, como los ancianos. Entre las recomendaciones, se incluyen:

- **Fomentar la participación social.** Participar en actividades comunitarias y eventos culturales puede mejorar el bienestar social y reducir la inflamación. Por ejemplo, la asistencia a centros de día es muy aconsejada por los profesionales de salud mental. Pues aquí tenemos otra razón más para promoverla: alimentar las defensas de nuestros mayores.
- Dos medios de fomentar la participación social válidos para cualquier grupo de edad son la participación en **clases grupales** (y si son de ejercicio, es una excelente manera de combinar actividad física y socialización) y el **voluntariado.** Involucrarse en este tipo de actividades puede proporcionar un sentido de propósito y comunidad, reduciendo el estrés y mejorando la salud emocional. Da igual que el voluntariado sea político, religioso, social..., estar en red ayuda a nuestras defensas más de lo que pensamos.
- **Campañas nacionales.** Países como Australia, Dinamarca y el Reino Unido han implementado campañas para reducir la soledad y el aislamiento, involucrando a organizaciones científicas, gubernamentales y comunitarias. Hay un movimiento creciente y muy interesante, organizado por algunas universidades, que es proporcionar habitación a estudiantes universitarios en casa de ancianos. No estar aislados todo el día es una gran ventaja para personas de avanzada edad, más allá de otras cuestiones logís-

ticas o prácticas en las que los jóvenes residentes los pueden ayudar.

La calidad de nuestras relaciones sociales tiene un impacto profundo en nuestra salud inmunitaria. Mantener una vida social activa y evitar el aislamiento es una estrategia efectiva para fortalecer nuestras defensas y mejorar nuestra salud general.

La gestión del estrés y la ansiedad es un proceso continuo que requiere esfuerzo y dedicación. Adoptar hábitos saludables y prácticas diarias puede marcar una gran diferencia en nuestra salud y bienestar general. Es importante recordar que **no estamos solos en este viaje.** Buscar **apoyo profesional** y rodearse de una **red social positiva** puede proporcionar la motivación y el respaldo necesarios para enfrentar los desafíos del estrés y la ansiedad.

En conclusión...

Incorporar prácticas diarias para manejar el estrés y la ansiedad no solo mejora la calidad de vida, sino que también fortalece el sistema inmunitario. Adoptar una combinación de ejercicio físico, técnicas de relajación, una alimentación equilibrada y mantener una red de apoyo social puede ser la clave para mantener un cuerpo y una mente saludables.

Aunque el estrés y la ansiedad son inevitables en la vida moderna, podemos aprender a manejarlos de manera efectiva para proteger nuestra salud inmunitaria. Con las herramientas adecuadas y un enfoque proactivo, es posible vivir una vida más equilibrada y saludable, fortaleciendo nuestras defensas naturales y mejorando nuestro bienestar general.

INTERCONEXIONES ENTRE EL SISTEMA NERVIOSO Y EL INMUNITARIO

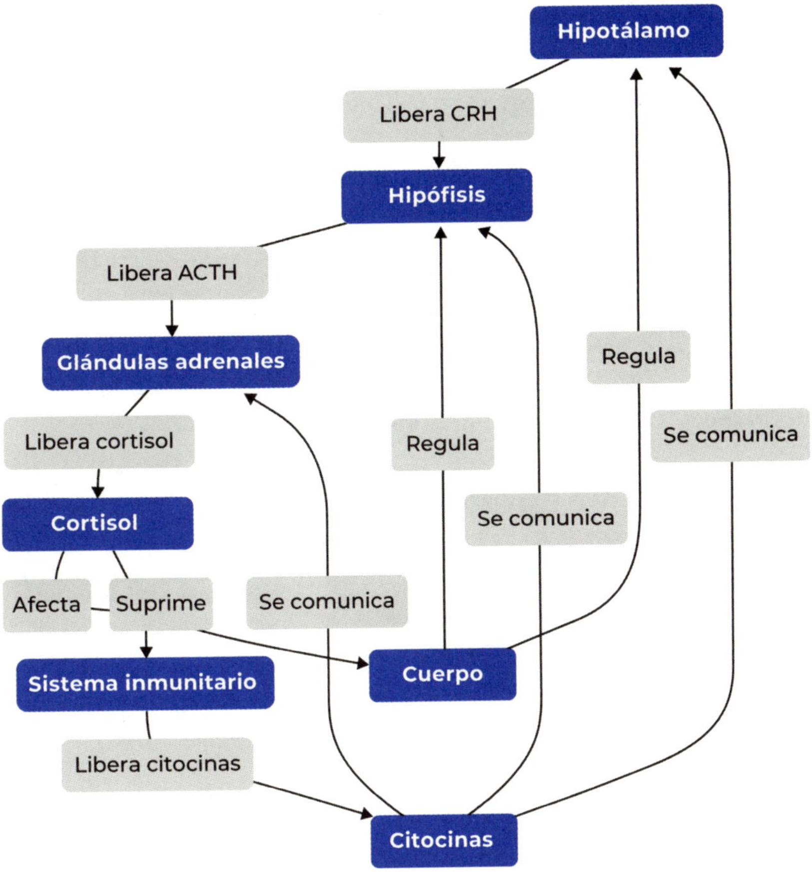

CAUSAS, EFECTOS Y MODOS DE COMBATIR EL ESTRÉS Y SUS EFECTOS PERNICIOSOS EN LA INMUNIDAD

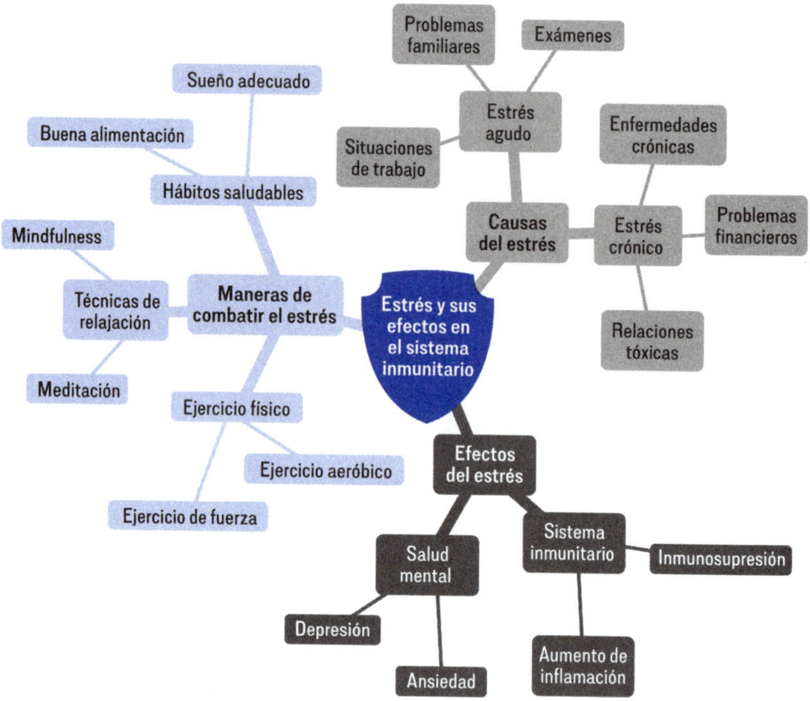

CAPÍTULO 4

Ritmo circadiano, sueño y sistema inmunitario

¿Alguna vez te has preguntado por qué te sientes más enérgico durante el día y somnoliento por la noche? Esto se debe a los ritmos circadianos, que son ciclos biológicos de veinticuatro horas regulados por el reloj biológico de nuestro cuerpo. Pero lo que quizá no sabías es que estos ritmos también influyen en cómo funciona nuestro sistema inmunitario. Está sincronizado principalmente por el ciclo de luz y oscuridad del entorno, aunque también puede ser influenciado por otros factores, como la alimentación y la actividad física.

En los seres humanos, el reloj biológico principal está ubicado en el núcleo supraquiasmático del hipotálamo, el cual coordina los ritmos circadianos de varias funciones corporales, incluyendo la liberación de hormonas, la temperatura corporal y el ciclo de sueño-vigilia.

Como hemos dicho, los ritmos circadianos no solo regulan nuestras funciones diarias, sino también nuestro sistema inmunitario. De hecho, muchas funciones inmunitarias siguen un patrón circadiano, lo que significa que su eficacia y su actividad pueden variar según la hora del día. En este capítulo vamos a explorar cómo el ritmo circadiano y el sueño influyen en la función inmunitaria y cómo la disrupción de estos ritmos puede afectar considerablemente a nuestra salud.

Regulación circadiana del sistema inmunitario

Ritmo circadiano y células inmunitarias

La actividad y el número de diferentes tipos de células inmunitarias, como los linfocitos, los neutrófilos o los monocitos, varían a lo largo del día siguiendo un patrón circadiano. Por ejemplo, los niveles de linfocitos T y de células NK suelen ser más altos durante la noche y más bajos durante el día. Este patrón sugiere que el sistema inmunitario se prepara para una mayor actividad durante la noche, cuando el cuerpo está en reposo y puede dedicarse a la reparación y la defensa.

Además, se ha observado que las células inmunitarias expresan genes del reloj circadiano, lo que les permite seguir estos ritmos diarios. Los genes del reloj circadiano regulan la expresión de otros genes que son cruciales para la función inmunitaria. Por ejemplo, influyen en la producción de citocinas, que son moléculas de señalización que juegan un papel clave en la respuesta inmunitaria, como ya hemos visto.

Tenemos evidencias de los efectos del ritmo circadiano en la inmunidad innata o natural. La respuesta inmunitaria innata, nuestra primera línea de defensa contra patógenos, muestra variaciones circadianas. Por ejemplo, la respuesta a las infecciones bacterianas es más fuerte en ciertos momentos del día. Un experimento clásico mostró que los ratones infectados con bacterias por la tarde tenían una tasa de mortalidad más alta que los infectados por la mañana.

Y las respuestas inmunitarias adaptativas (nuestras defensas de élite), que incluyen la producción de anticuerpos y la activación de células T, también siguen un patrón circadiano. Esto significa que la efectividad de las vacunas y las respuestas a las infecciones pueden depender de la hora del día en que se administren u ocurran.

Hormonas y ritmo circadiano

Las hormonas como el cortisol y la melatonina también siguen un patrón circadiano y tienen efectos directos sobre el sistema inmunitario. El **cortisol,** una hormona liberada por las glándulas suprarrenales, tiene un pico en la mañana y disminuye durante la noche. Esta hormona es conocida por su efecto inmunosupresor, lo que significa que reduce drásticamente la actividad del sistema inmunitario. La disminución del cortisol durante la noche permite una mayor actividad inmunitaria inflamatoria, facilitando la reparación y la defensa contra infecciones.

La **melatonina,** producida por la glándula pineal durante la noche, también tiene propiedades inmunomoduladoras. Además de regular el sueño, influye en la actividad de las células inmunitarias y en la producción de citocinas. Se ha demostrado que la melatonina tiene efectos antioxidantes y antiinflamatorios, lo que puede ayudar a proteger las células inmunitarias y promover una respuesta inmunitaria saludable. La suplementación con melatonina está indicada cuando hacemos viajes largos transoceánicos con mucha diferencia horaria, puesto que nos va a ayudar —si la tomamos adecuadamente— a acoplarnos antes y mejor a los nuevos ciclos noche-día del país al que hemos llegado.

El sueño y sus diferentes fases

El sueño se compone de varios ciclos, cada uno de los cuales se divide a su vez en diferentes fases que cumplen funciones específicas para nuestra salud y bienestar. Comprender estas fases y su duración nos ayuda a apreciar la importancia de un sueño adecuado y reparador.

ETAPAS DEL SUEÑO

Etapa	Duración (aprox.)	Características
Sueño no REM (sin movimientos oculares rápidos)		
1. Adormecimiento	5-10 min	Transición entre la vigilia y el sueño Es fácil despertarse en esta etapa; la persona puede sentir que aún está parcialmente despierta
2. Sueño ligero	20 min	El cuerpo se prepara para entrar en un sueño más profundo La temperatura corporal baja y la frecuencia cardiaca se ralentiza Representa la mayor parte del tiempo total de sueño

→

3. Transición	5-10 min	Etapa inicial del sueño profundo Se comienzan a producir las ondas lentas, los músculos están totalmente relajados y las constantes vitales descienden Es difícil despertarse y hay poco o ningún movimiento
4. Sueño profundo	30 min	También conocida como sueño de ondas lentas Es crucial para la recuperación física: durante esta etapa, el cuerpo repara tejidos y fortalece el sistema inmunitario Es difícil despertarse y si alguien es despertado, puede sentirse desorientado
Sueño REM (con movimientos oculares rápidos)		
5. Sueño REM	1er ciclo: 10 min Ciclos posteriores: hasta 1 h	Los ojos se mueven rápidamente bajo los párpados cerrados Es cuando se producen la mayoría de los sueños El cerebro está muy activo, similar a cuando estamos despiertos, pero los músculos están en un estado de parálisis temporal para evitar que actuemos Es una fase crucial para la consolidación de la memoria y el aprendizaje

Ciclo completo del sueño

Un ciclo completo de sueño (que incluye tanto las fases no REM como REM) dura aproximadamente noventa minutos. Durante una noche típica de siete a nueve horas de sueño, pasamos por varios de estos ciclos, alternando entre el sueño no REM y el

REM. Es importante tener una cantidad adecuada de ambos tipos de sueño para asegurar una recuperación completa del cuerpo y de la mente.

Cada fase del sueño cumple funciones específicas y esenciales para nuestra salud física y mental. El sueño profundo (fases 3 y 4 no REM) es fundamental para la recuperación física y el fortalecimiento del sistema inmunitario. El sueño REM, por su parte, es crucial para la consolidación de la memoria y el procesamiento emocional.

Tener un sueño adecuado y de buena calidad, que pase por todas las fases, es vital para mantener una buena salud general.

Interacciones entre el sueño y las citocinas

Las citocinas son proteínas mensajeras imprescindibles en la regulación del sueño y la respuesta inmunitaria.

Las **citocinas proinflamatorias** no solo participan en la respuesta inmunitaria, sino que también **pueden inducir el sueño.** Por ejemplo, la administración de IL-1 y TNF en animales de laboratorio ha demostrado aumentar la cantidad de sueño no REM. Esto sugiere que, durante una infección, estas citocinas pueden incitar el sueño, lo cual podría ser una estrategia del cuerpo para favorecer la recuperación. De hecho, cuando estás pasando una gripe o una infección medianamente seria, tus fases del sueño se alteran completamente y puedes dormir muchísimas horas seguidas, rompiendo la temporalización habitual día-noche.

En contraste, las **citocinas antiinflamatorias** pueden **reducir el sueño.** Están involucradas en la resolución de la inflamación y la restauración de la normalidad en nuestro cuerpo (que denominamos **homeostasis**). La IL-4 y la IL-10 son ejemplos de citocinas que pueden disminuir el sueño no REM.

Regulación hormonal y función inmunitaria

El eje HPA y el sistema nervioso simpático (SNS) son dos sistemas de regulación hormonal que también están influenciados por los ritmos circadianos y tienen un impacto significativo en el sistema inmunitario.

- El **eje HPA** regula la liberación de cortisol, una hormona que tiene efectos inmunosupresores. Su actividad sigue un patrón circadiano, con niveles de cortisol más altos por la mañana y más bajos durante la noche. Esta variación en los niveles de cortisol permite que el sistema inmunitario se active durante la noche, facilitando la reparación y la defensa contra infecciones. La activación crónica del eje HPA, como ocurre en situaciones de estrés prolongado, puede generar niveles elevados de cortisol durante todo el día, suprimiendo la actividad inmunitaria de modo continuo y peligroso y aumentando el riesgo de infecciones y enfermedades crónicas.
- El **SNS** también sigue un patrón circadiano. Regula la liberación de adrenalina y noradrenalina, hormonas que preparan al cuerpo para una respuesta de «lucha o huida».

Estas hormonas tienen efectos inmunosupresores similares a los del cortisol y pueden reducir la actividad del sistema inmunitario. Durante la noche, la actividad del SNS disminuye, lo que permite una mayor actividad inmunitaria. Sin embargo, la activación crónica del SNS, como ocurre con el estrés crónico, puede suprimir la función inmunitaria y aumentar el riesgo de enfermedades.

Implicaciones clínicas de la alteración del ritmo circadiano

Mantener un ritmo circadiano regular es crucial para nuestra salud. Las interrupciones en estos ritmos, como las que sufren los trabajadores con turnos o debido al *jet lag*, pueden tener efectos negativos en el sistema inmunitario, aumentando el riesgo de infecciones y enfermedades crónicas. Entender la relación entre el sueño, los ritmos circadianos y el sistema inmunitario tiene importantes implicaciones clínicas. Además, optimizar el sueño y respetar los ritmos circadianos puede mejorar la eficacia de las vacunas y los tratamientos inmunológicos.

Impacto de la privación de sueño en enfermedades crónicas

La falta de sueño puede ser aguda o crónica. La privación aguda se refiere a no dormir o reducir significativamente el tiempo de sueño durante una o dos noches, mientras que la crónica implica dormir menos de lo necesario de manera habitual. Ambas formas tienen efectos perjudiciales, pero la privación crónica es particularmente peligrosa, ya que está asociada con un estado inflamatorio constante que puede llevar a enfermedades graves como la diabetes, la obesidad y el alzhéimer.

La privación de sueño crónica se ha asociado con un mayor riesgo de enfermedades cardiovasculares, diabetes tipo 2 y obesidad. Esto se debe en parte a los efectos de la privación de sueño sobre la inflamación (el sistema inmunitario está permanentemente activado) y la regulación hormonal.

Un estudio realizado en ratas demostró que la privación total de sueño durante cuarenta y ocho horas aumentaba los niveles de varias citocinas proinflamatorias. Estos cambios persistieron incluso después de una noche completa de recuperación del sueño, lo que sugiere que la privación de sueño puede tener efectos duraderos sobre la inflamación y la función inmunitaria.

Las consecuencias de la falta de sueño sobre el sistema inmunitario no se reparan teniendo un día de sueño largo.

En humanos, se ha observado que la privación de sueño aumenta los niveles de la proteína C reactiva (PCR), una proteína que fabrica nuestro hígado y que es un marcador de la inflamación que predice el riesgo cardiovascular. Además, la privación de sueño aumenta los niveles de IL-6 y TNF, dos citocinas proinflamatorias que, como ya hemos visto, están involucradas en el desarrollo de enfermedades crónicas.

Sueño y vacunación

La calidad y la cantidad del sueño también pueden influir en la respuesta a las vacunas. Hay estudios que han demostrado que la privación de sueño puede reducir la producción de anticuerpos después de la vacunación, lo que sugiere que un sueño adecuado es crucial para una respuesta inmunitaria efectiva.

Por ejemplo, un estudio encontró que los individuos que dormían menos de seis horas por noche tenían una respuesta de anticuerpos significativamente menor a la vacuna contra la hepatitis B en comparación con aquellos que dormían más de siete horas por noche. Esto sugiere que el sueño insuficiente puede comprometer la eficacia de las vacunas y aumentar la susceptibilidad a las infecciones. Así que, si has pasado una mala noche, es mejor que aplaces la vacunación hasta que hayas concatenado tres o cuatro noches de buen sueño.

Regulación circadiana y enfermedades inflamatorias

El ritmo circadiano también juega un papel crucial en la regulación de las enfermedades inflamatorias. Las enfermedades inflamatorias crónicas, como la artritis reumatoide, la enfermedad inflamatoria intestinal y el asma, a menudo muestran variaciones en los síntomas a lo largo del día, lo que sugiere una influencia circadiana.

- **Artritis reumatoide.** Los síntomas —como el dolor y la rigidez en las articulaciones— y la actividad de la enfermedad suelen ser más pronunciados por la mañana. Esto se debe en parte a la liberación circadiana de cortisol, que es más baja durante la noche y en la mañana temprano. La menor supresión de la inflamación durante este tiempo puede contribuir a la exacerbación de los síntomas. Además, se ha demostrado que la administración de medicamentos antiinflamatorios en momentos específicos del día (en concreto, antes de dormir) puede mejorar la eficacia del tratamiento y reducir los efectos secundarios.

- **Enfermedad inflamatoria intestinal.** La enfermedad inflamatoria intestinal, que incluye la enfermedad de Crohn y la colitis ulcerosa, también muestra variaciones circadianas en sus síntomas y actividad. Los pacientes a menudo experimentan un empeoramiento durante la noche y en la mañana temprano. La disrupción del ritmo circadiano, como les ocurre a los trabajadores por turnos, puede aumentar el riesgo de desarrollar enfermedades inflamatorias intestinales y exacerbar los síntomas de quienes ya las padecen. Mantener un ritmo circadiano regular para la gestión y prevención de estas enfermedades es, por tanto, fundamental.
- **Asma.** Es una enfermedad inflamatoria crónica de las vías respiratorias. Los pacientes asmáticos a menudo experimentan un empeoramiento de los síntomas durante la noche y a primeras horas de la mañana (un fenómeno conocido como **asma nocturna**). La liberación circadiana de hormonas y mensajeros inflamatorios, como el cortisol y las catecolaminas, juega un papel en estas variaciones. La menor supresión de la inflamación durante la noche puede contribuir a la exacerbación de los síntomas. Ade-

más, se ha demostrado que la administración de medicamentos antiasmáticos en momentos específicos del día puede mejorar el control de los síntomas y la función pulmonar. **Si hablamos de corticoides inhalados (como budesonida o fluticasona)**, hay evidencia de que **la dosis nocturna, tomada alrededor de las 18:00-20:00 o antes de acostarse, es más eficaz** para controlar los síntomas nocturnos y prevenir las caídas de función pulmonar que ocurren de madrugada. Algunos pacientes tienen medicación de rescate (como el salbutamol) en la mesilla, por si sufren episodios nocturnos.

Estrategias para optimizar el ritmo circadiano y la salud inmunitaria

Dado el impacto significativo de los ritmos circadianos en la salud inmunitaria, es importante adoptar estrategias para optimizar estos ritmos y promover una función inmunitaria saludable. A continuación propongo algunas recomendaciones:

- **Mantener un horario de sueño regular.** Ir a la cama y levantarse a la misma hora todos los días ayuda a mantener un ritmo circadiano regular. Esto incluye los fines de semana, cuando muchas personas tienden a dormir más o quedarse despiertas hasta tarde. Mantener un horario regular puede mejorar la calidad del sueño y la función inmunitaria.

- **Exponerse a la luz diurna.** La exposición a la luz natural durante el día, especialmente por la mañana, puede ayudar a sincronizar el ritmo circadiano y mejorar la calidad del sueño. Evitar la exposición a la luz brillante, especialmente a la luz azul de los dispositivos electrónicos, en las horas previas a acostarse también ayuda a mejorar el sueño.
- **Adoptar buenas prácticas de higiene del sueño,** como mantener un ambiente cómodo y tranquilo en la habitación, evitar el consumo de cafeína y alcohol antes de acostarse o establecer una rutina relajante antes de dormir, mejora la calidad del sueño y —por lo tanto— la salud inmunitaria.
- **Gestionar el estrés.** El estrés crónico puede alterar el ritmo circadiano y afectar la función inmunitaria. Practicar técnicas de gestión del estrés, como la meditación, el yoga y la respiración profunda o cualquier actividad que te ayude a relajarte (ver capítulo 3 de esta segunda parte) te ayudará a rebajarlo y favorecerá el descanso.
- **Mantener una dieta equilibrada y hacer ejercicio regularmente** también influye en el ritmo circadiano y la función inmunitaria. Evitar comidas pesadas y el ejercicio intenso en las horas previas a acostarse ayuda —sin duda— a mejorar la calidad del sueño. Así que es buena costumbre dejar las comidas más pesadas para los almuerzos y disfrutar de cenas ligeras.

¿Son las siestas un buen complemento del sueño nocturno?

El *napping* o siesta es una práctica común en muchas culturas —en particular, en la española— que puede tener diversos efectos en nuestra salud y bienestar.

Las siestas pueden variar en duración y momento del día (no es la más frecuente, pero la siesta del carnero es la que realizamos después de desayunar, si hemos tenido una noche corta), y pueden ser utilizadas tanto para compensar la falta de sueño como para aumentar el rendimiento y la alerta durante la jornada.

TIPOS DE SIESTA

Tipo de siesta	Duración	Características
Corta (*power nap*)	10-20 min	La también denominada siesta del obispo. Aunque es breve, proporciona un impulso rápido de energía y alerta, mejorando el estado de alerta y el rendimiento en tareas cognitivas No se suele entrar en las fases de sueño profundo, lo que facilita despertarse sintiéndose renovado y sin la sensación de desorientación Desde el punto de vista inmunitario es la mejor, porque no se entra en las fases 3-4 del sueño no REM, que son en las que se pone en marcha la activación inflamatoria
Moderada	30 min	Presenta el riesgo de entrar en las primeras etapas del sueño profundo, lo que puede hacer que al despertar se sienta somnolencia y desorientación (inercia del sueño) Entraña el riesgo de «entrar» en la fase inflamatoria del sistema inmunitario

Larga	60-90 min	Permite un ciclo completo de sueño, incluyendo las fases del sueño profundo y del sueño REM Puede ser muy reparadora y mejorar el rendimiento cognitivo y la memoria, pero también producir inercia del sueño si no se despierta en el momento adecuado Puede dejar el sistema inmunitario «encendido» en su acción inflamatoria.

Las siestas pueden favorecer nuestra recuperación física y mental y mejorar nuestro estado de ánimo, especialmente si no hemos dormido lo suficiente durante la noche. Sin embargo, también pueden influir negativamente en el ritmo circadiano, especialmente si son largas o tardías. Las siestas prolongadas o tardías pueden dificultar conciliar el sueño por la noche y alterar el ciclo de sueño-vigilia.

Para evitar estos efectos negativos, es recomendable:

- **Limitar la duración** de las siestas a 20-30 minutos para evitar la inercia del sueño.
- **Hacer la siesta antes de las tres de la tarde** para minimizar la interferencia con el sueño nocturno.
- **Buscar un ambiente tranquilo y oscuro** para maximizar la calidad del descanso.

En resumen, las siestas pueden tener un impacto positivo en la salud inmunitaria, al proporcionar el descanso adicional necesario para la recuperación y la función inmune. En situaciones de privación de sueño, ayudan a reducir los niveles de estrés y la inflamación, beneficiando así la salud general.

Hay estudios que han destacado que las siestas pueden mejorar la función inmunitaria, al aumentar la **actividad de las células NK,** que son cruciales para combatir infecciones y enfermedades. Además, **reducen los niveles de cortisol,** una hormona del estrés que puede suprimir la función inmunitaria.

La parte negativa es que, si son demasiado largas y no se completan todas las fases del ciclo del sueño, pueden mantener el sistema inmunitario «encendido» en modo inflamatorio. Y esto puede —si sucede reiteradamente— conducirnos a estados de inflamación crónica, como es la obesidad.

RESUMEN DE LAS PRINCIPALES ESTRATEGIAS PARA OPTIMIZAR NUESTROS RITMOS DÍA-NOCHE

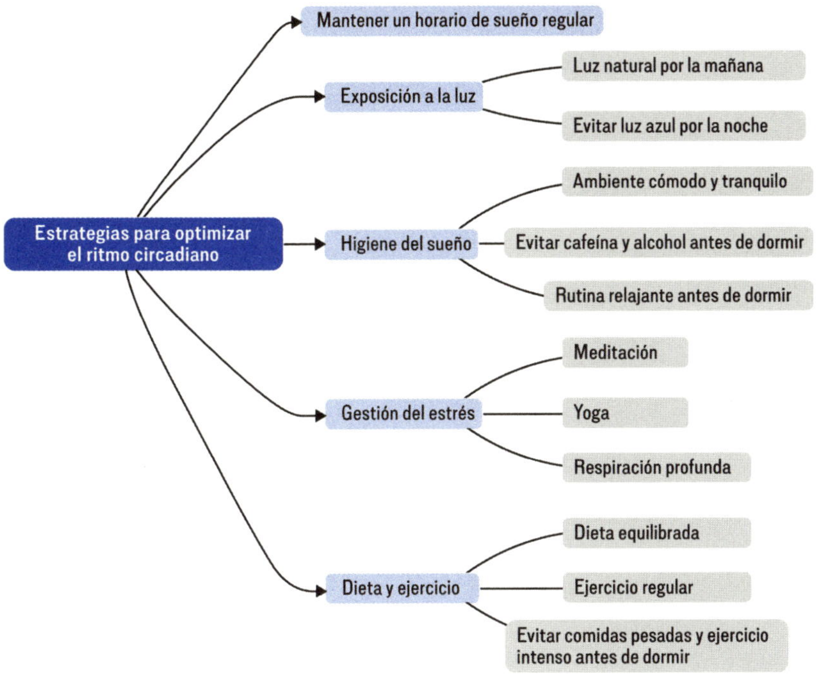

CAPÍTULO 5

Consumo de sustancias tóxicas: tabaco, alcohol, drogas

El abuso de sustancias tóxicas, como el tabaco, el alcohol, las drogas recreativas o los opioides, tiene efectos devastadores para nuestro sistema inmunitario. En este capítulo exploraremos cómo estas sustancias afectan a nuestra capacidad para combatir infecciones y enfermedades. La comprensión de estos efectos es crucial para que tomemos decisiones informadas sobre el consumo de sustancias y también para buscar ayuda cuando sea necesario. Sin duda, tener el conocimiento y adoptar hábitos saludables es esencial para que mejoren nuestras defensas en particular y nuestra salud en general.

El consumo de este tipo de sustancias es tan antiguo como la historia de la humanidad. En particular, el inicio del consumo de alcohol se ubica hace unos nueve mil años, cuando los humanos comenzaron a ser agricultores. Recientemente se ha visto que desde los primates ya se activó en su organismo una enzima para metabolizar el alcohol (hace unos diez millones de años).

El tabaco llegó unos miles de años después. Los indígenas centroamericanos lo comenzaron a utilizar entre el 2500 y el 3000 a. C., con fines terapéuticos (junto con otras plantas) o ceremoniales. Algunos soldados españoles observaron esta costumbre en los nativos americanos: soplaban el humo de las hojas secas de tabaco enrolladas en forma de tubos, y no absorbían el humo, sino que lo contenían en la boca y lo soplaban. Se sabe que el tabaco fue consumido en las Antillas, la Florida, México y Brasil, si bien la primera vez que los integrantes de la primera expedición de Colón vieron su uso por parte de los indígenas fue en la isla de Cuba.

En el caso de las drogas, muchas de ellas iniciaron su recorrido social como medicamentos de gran utilidad. Ese es el caso de la heroína, la cocaína, el cannabis o las anfetaminas, entre otras. Casi todas ellas se sintetizaron, probaron y utilizaron en la segunda mitad del siglo XIX. En 1839, algunos investigadores utilizaron cannabis para tratar diferentes dolencias con bastante éxito. Y a finales de siglo, Sigmund Freud dedicó multitud de estudios a conocer los efectos terapéuticos de la cocaína. Esta llegó a incluirse en multitud de elixires milagrosos que se vendían sin receta, como el vino Mariani. Posteriormente le quitaron el alcohol, dando lugar a la archiconocida Coca-Cola. No os preocupéis, que en 1903 le quitaron la cocaína a la Coca-Cola y la sustituyeron por cafeína. La heroína se diseñó como analgésico mejorando la morfina de modo «heroico» (de ahí su nombre) y se llegó a vender en los jarabes para la tos.

Las anfetaminas llegaron ya a principios del siglo XX, como alternativa terapéutica para el asma. Su explosión terapéutica fue en los años sesenta, utilizándose para tratar la obesidad, la epilepsia, la esquizofrenia, la depresión, el colon irritable, la esclerosis múltiple, los traumatismos cerebrales y las disfunciones sexuales.

El prototipo de droga de diseño es la llamada metilendioximetanfetamina (conocida popularmente como MDMA o *éxtasis*), que fue sintetizada por una farmacéutica en 1914, aunque no llegó a comercializarse.

El tabaco deja una huella duradera en nuestras defensas

Al igual que otros factores ya comentados como la edad, el género o las bases genéticas de un individuo (empaquetadas en sus cromosomas), se ha descubierto que fumar tiene un gran impacto en la respuesta inmunitaria. Un grupo de investigadores del Instituto Pasteur de París lo han publicado en 2024, utilizando una muestra de mil individuos voluntarios sanos. En este grupo de participantes se ha estudiado el peso de diferentes hábitos y variables sobre la salud de nuestras defensas.

Los resultados han sido indiscutibles: además de su impacto a corto plazo en la inmunidad, fumar también tiene consecuencias a largo plazo. Muchos años después de dejar el cigarrillo, los fumadores todavía sufren las consecuencias dañinas del tabaco en sus mecanismos de defensa frente a las infecciones.

Según nuestra herencia genética, nuestro sistema inmunitario varía. Así, cada uno tenemos respuestas más eficaces a algunos microbios. Esto se sabe hace ya mucho tiempo. Pero

¿hay otros factores implicados en estas diferencias, más allá de la información que tenemos en nuestros genes? Sí, hay otros dos factores muy potentes, además de la genética, como son el género y la edad (ver capítulo 2 de la primera parte). Y... ¿hay algo más? Para responder a esta pregunta, el equipo francés liderado por el inmunólogo Darragh Duffy estudió un grupo de mil voluntarios sanos con edades de entre veinte y setenta años.

Este equipo de inmunólogos expuso muestras de sangre de los mil participantes frente a una amplia variedad de microbios (virus y bacterias). Para medir la potencia de la respuesta inmunitaria de cada ensayo, miraron las famosas citocinas (esos mensajeros de nuestras defensas que indican a las células qué acciones tienen que adoptar en caso de infección). Registraron una enorme cantidad de datos físicos de cada participante, así como de sus hábitos y su historia... Nada menos que 136 datos, entre los que estaban el índice de masa corporal (que se calcula dividiendo el peso en kilos entre el cuadrado de nuestra altura en metros), el número de horas de sueño y de ejercicio, las enfermedades infantiles que padecieron, sus vacunas, su entorno de vida, el consumo de tabaco..., y su impacto sobre la respuesta inmunitaria observada en el laboratorio. Los resultados han sido reveladores: hay tres aspectos que destacan sobre los demás, que afectan a nuestras defensas tanto como la genética, el género o la edad: se trata de fumar, tener una infección latente por citomegalovirus y el índice de masa corporal.

En cuanto a fumar, un análisis de los datos mostró que la respuesta inflamatoria desencadenada por una infección con un microbio dañino era mayor en los fumadores. Además, la actividad de algunas células involucradas en la memoria inmunitaria estaba estropeada. En otras palabras, este estudio demuestra que fumar interrumpe no solo los mecanismos inmunitarios innatos (defensas naturales), sino también algunos mecanismos inmunitarios adaptativos (defensas de élite).

Este estudio analizó también qué pasaba con los exfumadores. Y los resultados fueron realmente curiosos: se demostró que la respuesta inflamatoria volvía a niveles normales rápidamente después de dejar de fumar, mientras que el impacto en la inmunidad adaptativa de memoria seguía alterado de diez a quince años. Es decir, fumar deja «averiadas» las defensas durante décadas, debido a que nuestros genes se modifican superficial y parcialmente, y ese cambio epigenético permanece activado durante bastantes años.

Fumar tiene un efecto significativo en nuestro sistema inmunitario, tanto en la inmunidad innata como en la inmunidad adaptativa.

Efectos a corto plazo en la inmunidad innata

Los fumadores sufren un aumento en la producción de citocinas tras una infección por bacterias u otros estímulos. Se produce una respuesta inflamatoria más intensa que en los no fumadores. Midiendo diferentes parámetros sanguíneos, también se observa que poco tiempo después de dejar de fumar esas alteraciones de las moléculas inflamatorias se normalizan.

Efectos a largo plazo en la inmunidad adaptativa

A diferencia de las respuestas rápidas, los efectos de fumar en la inmunidad adaptativa o de élite (linfocitos T y B), que es más específica y duradera, persisten mucho tiempo después de abandonar el consumo de tabaco. Esto se pudo saber por los niveles de la citocina IL-2. Tanto los fumadores como los exfumadores la tienen mucho más elevada que las personas que no fumaron jamás.

Un hallazgo crucial es que los efectos duraderos de fumar sobre la inmunidad adaptativa están relacionados con cambios en el ADN. Estos cambios pueden alterar de forma permanente la respuesta del sistema inmunitario. Por ejemplo, **fumar causa cambios epigenéticos** en diferentes genes, lo que se asocia con un mayor riesgo de sufrir dolencias como la enfermedad pulmonar obstructiva crónica (EPOC) y el cáncer de pulmón.

Estos hallazgos tienen importantes implicaciones para la salud. Indican que los fumadores y aquellos que han dejado de fumar pueden tener un riesgo mayor de desarrollar infecciones, cánceres o enfermedades autoinmunes, debido a **los cambios en su sistema inmunitario,** que **tardan más de una década en revertirse** cuando se deja de fumar. Además, sugieren que medir ciertos cambios en el ADN podría ser útil para monitorizar la recuperación del sistema inmunitario y personalizar los tratamientos y estrategias de prevención en nuestra población.

La nicotina es esa molécula traicionera que convierte un simple cigarro o un vapeo casual en un enganche de primera división. Pero su afán de meter el hocico no se queda solo en el cerebro: también **sabotea el sistema inmunitario,** y lo hace con una elegancia digna de un ladrón de guante blanco.

La nicotina **despista a tus defensas,** las convence de que no pasa nada y las deja de brazos cruzados cuando deberían estar en modo alerta máxima. ¿Qué implica esto? Los virus y bacterias entran por la puerta grande, los tumores tienen vía libre para campar a sus anchas y cuando aparece una enfermedad autoinmune, el sistema inmunitario **dispara a lo loco** o se queda dormido, según le pille el día.

Si fumas o vapeas, tus **glóbulos blancos** pierden reflejos, se comunican peor entre ellos y acaban siendo como ese grupo de amigos que quedan para estudiar y terminan viendo memes. Lo peor es que esto no es exclusivo del tabaco de toda la vida: **el vapeo también mete la pata,** porque la nicotina sigue siendo la estrella de la función.

Lo más preocupante es que el efecto es aún peor en adolescentes (cuyo sistema inmunitario es como un equipo en pretemporada) y en personas mayores (cuyo equipo ya juega con la rodilla fastidiada). Así que el mensaje es claro: **si quieres un sistema inmunitario que rinda como un campeón, mejor mantén la nicotina fuera de juego.**

El alcohol, un gran depresor del sistema inmunitario

El abuso del alcohol tiene un impacto significativo en el sistema inmunitario adaptativo (o de élite), que es la parte encargada de reconocer y recordar los patógenos para combatirlos de manera más eficaz en futuras infecciones. Este sistema se compone de células como los linfocitos T y B, que juegan roles clave en la defensa del cuerpo. Vamos a ver con detalle cómo el alcohol afecta a estas células y, en general, al sistema inmunitario.

El abuso del alcohol es una de las principales causas de muerte prevenible en muchos países del Primer Mundo y está asociado con una mayor susceptibilidad a infecciones bacterianas, como la neumonía, y virales, como el VIH y la hepatitis C. Esto se debe en parte a que produce alteraciones funcionales en diversas células del sistema inmunitario.

Efectos en los linfocitos T

Los linfocitos T son cruciales para la respuesta inmunitaria adaptativa. Son los directores de la orquesta de las defensas.

Existen varios tipos de linfocitos T, pero los más importantes son los cooperadores y los asesinos. Los **cooperadores,** como su nombre indica, se han especializado en ayudar a activar otras células inmunitarias, mientras que los **asesinos** se encargan de eliminar células infectadas por microbios dañinos.

Como se ha observado en estudios tanto en personas como en animales, el consumo crónico de alcohol reduce el número de linfocitos T en la sangre. Esta disminución puede ser tan severa en personas que beben en exceso durante cortos periodos de tiempo como en aquellas que lo hacen de manera crónica durante meses. Sin embargo, se ha encontrado que la abstinencia de alcohol durante un mes puede restaurar el número de linfocitos a niveles normales.

El consumo crónico de alcohol también afecta al equilibrio

entre los diferentes tipos de linfocitos T. Por ejemplo, se ha observado una disminución en los linfocitos T vírgenes (inmaduros) y un aumento en los linfocitos T de memoria (maduros). Esta alteración puede deberse a una menor producción de linfocitos en el timo o a una mayor muerte celular.

El alcohol también influye en la activación y muerte celular (suicidio) de los linfocitos T. Por ejemplo, se ha constatado un aumento en el número de linfocitos T activados en personas que consumen alcohol de manera crónica, lo que puede contribuir a la inflamación crónica de estos pacientes. Además, el alcohol puede hacer que los linfocitos T se suiciden más, especialmente cuando se activan nuevamente en un corto periodo de tiempo.

Efectos en los linfocitos B

Los linfocitos B son los responsables de producir anticuerpos, que son esenciales para la eliminación de microbios extracelulares y para prevenir la propagación de infecciones.

Al igual que con los linfocitos T, el consumo crónico de alcohol reduce el número de linfocitos B en la sangre. Esta disminución es particularmente severa en personas con enfermedades hepáticas relacionadas con el alcohol.

Además, el consumo crónico de alcohol aumenta la producción de **inmunoglobulinas (anticuerpos).** Esto conduce a la producción de autoanticuerpos que atacan los propios tejidos del cuerpo, contribuyendo al daño hepático relacionado con el alcohol. Además, los niveles elevados de ciertos tipos de inmunoglobulinas están asociados con un mayor riesgo de infecciones y alergias.

Impacto en la respuesta a infecciones y vacunas

El abuso de alcohol aumenta la susceptibilidad a tener infecciones y reduce la eficacia de las respuestas a las vacunas.

Las personas que abusan del alcohol son más propensas a sufrir infecciones como neumonía, VIH y hepatitis C. Los estudios en animales han demostrado que el consumo crónico reduce la respuesta específica de los linfocitos T a infecciones como la gripe, lo que puede aumentar la gravedad de la enfermedad. Además, la exposición prenatal al alcohol puede afectar el desarrollo del sistema inmunitario del feto, aumentando el riesgo de infecciones durante la infancia y la adultez.

El consumo excesivo de alcohol también reduce la eficacia de las vacunas. Por ejemplo, los alcohólicos responden menos a la vacunación contra la hepatitis B que los no alcohólicos. Sin embargo, se ha podido contrarrestar este efecto: aumentar la dosis de la vacuna mejora la respuesta en estos pacientes.

El consumo excesivo de alcohol tiene múltiples efectos negativos en el sistema inmunitario. **Por un lado, puede deprimir el sistema nervioso central y afectar a la capacidad del hígado para desintoxicar la sangre. Con el tiempo, esto puede producir enfermedades hepáticas graves, como la cirrosis y la hepatitis alcohólica.**

Efectos directos en el sistema digestivo

El alcohol irrita y debilita las membranas del esófago, del estómago y del intestino delgado. En el estómago, el alcohol puede destruir bacterias beneficiosas, creando un desequilibrio en nuestra microbiota. Este desequilibrio puede causar inflamación, úlceras y el llamado *síndrome del intestino permeable,* por el que las toxinas pasan al torrente sanguíneo y pueden causar enfermedades inflamatorias, como diabetes tipo 1, artritis, asma, síndrome del intestino irritable y lupus.

Efectos secundarios del alcohol

El abuso crónico del alcohol también puede causar **ansiedad y depresión,** y ya sabemos que ambas tienen un impacto negativo adicional en el sistema inmunitario. La depresión, especialmente cuando se acompaña de un consumo abusivo de alcohol, está muy relacionada con un sistema inmunitario suprimido, aumentando el riesgo de enfermedades cardiacas y autoinmunitarias. El estrés crónico, exacerbado por el alcohol, también puede llevar a enfermedades graves y a una mayor vulnerabilidad a infecciones como la cirrosis, el cáncer y la neumonía.

El impacto de las drogas en el sistema inmunitario

El abuso de drogas también afecta negativamente al sistema inmunitario, aunque cada droga lo hace de manera diferente y afecta a distintos órganos.

Cocaína

La cocaína puede tener severos efectos adversos en varias células del sistema inmunitario, incluyendo los tres principales tipos de linfocitos: T, B y NK. Estas células son esenciales para combatir infecciones y tumores. La cocaína las modifica y las hace menos eficaces, aumentando la vulnerabilidad del cuerpo a infecciones y enfermedades. Además, el consumo de cocaína por inhalación daña las membranas mucosas de los orificios nasales, de la garganta y los pulmones, lo que aumenta el riesgo de infecciones respiratorias.

Marihuana

Aunque muchas personas consideran que la marihuana es relativamente inofensiva, y es cierto que tiene propiedades medicinales, también tiene efectos perjudiciales sobre las defensas. El tetrahidrocannabinol (THC), el componente psicoactivo de la marihuana, puede causar una «tormenta de citocinas» (sí, exactamente lo mismo que les pasaba a algunos enfermos jóvenes de COVID en aquellos primeros meses de pandemia, antes de que estuviésemos inmunizados), una respuesta inmunitaria exagerada que puede dañar los tejidos sanos del organismo. Esto puede conllevar daños graves en diversos órganos si no se controla.

Además, fumar marihuana reduce la capacidad del cuerpo para resistir infecciones y puede afectar negativamente a la función pulmonar.

Opioides

El uso de opioides, como la heroína y el fentanilo, también tiene un impacto negativo en el sistema inmunitario. Los opioides afectan a la movilidad y a la función de las células inmunitarias, impidiendo que migren a las áreas de infección y combatan efectivamente a los microbios agresores. Esto aumenta el riesgo de infecciones virales y bacterianas, especialmente en personas que se inyectan estas drogas y comparten agujas. Además, compartir jeringuillas es un vehículo de transmisión de infecciones ya conocido, que puede conducir a contagiarse de VIH o de diferentes tipos de hepatitis.

Metanfetaminas

Las metanfetaminas alteran significativamente el equilibrio entre las bacterias buenas y malas en nuestro intestino. Esta alteración de la microbiota debilita la barrera intestinal y causa el síndrome del intestino permeable. Esto permite que las toxinas de nuestro intestino entren en la sangre, lo que aumenta la inflamación y el riesgo de enfermedades inflamatorias como el cáncer.

Además, las metanfetaminas debilitan la barrera hematoencefálica (que separa la llegada de sangre a zonas de nuestro cerebro), lo que puede causar problemas de salud mental y alterar los patrones saludables de sueño y alimentación.

Gamma hidroxibutirato (GHB)

El GHB es una droga depresora que afecta al sistema nervioso central y puede suprimir el sistema inmunitario, al reducir la capacidad del cuerpo para responder a infecciones. Se están recabando evidencias de su impacto en las defensas de élite (disminuye los linfocitos T y su capacidad de reacción, al menos en las primeras cuatro horas tras su consumo). También menoscaba las células NK. Es decir, afecta tanto a la inmunidad de base como a la inmunidad de élite.

Mefedrona

La mefedrona es una droga estimulante que puede causar un aumento en la producción de citocinas, provocando una inflamación crónica. A la postre, debilita el sistema inmunitario, haciéndolo menos efectivo para combatir infecciones. El uso repetido de mefedrona conduce a un estado de estrés inmunitario constante, aumentando la vulnerabilidad a enfermedades.

Éxtasis (MDMA)

El éxtasis es una droga estimulante y alucinógena que puede tener efectos inmunosupresores. El uso de éxtasis reduce la cantidad de linfocitos T y B en el cuerpo, que son esenciales para la respuesta inmunitaria. Además, el éxtasis puede aumentar los niveles de cortisol, la hormona por excelencia del estrés, que suprime el sistema inmunitario, aumentando, por tanto, el riesgo de infecciones y enfermedades.

Métodos de consumo y su impacto en el sistema inmunitario

Existen diferentes **vías de administración** de drogas. El medio de consumo también tiene un impacto diferente sobre las defensas:

- **Inhalación.** Fumar sustancias como marihuana, tabaco, anfetaminas o crac irrita los pulmones (que son epitelios de separación entre el exterior y el interior de nuestro cuerpo) y los hace más sensibles a infecciones. Los pulmones dañados tienen menor capacidad para combatir microbios dañinos, lo que aumenta el riesgo de infecciones respiratorias.
- **Vía intravenosa.** Inyectar drogas directamente en las venas aumenta el riesgo de contagiarse de infecciones virales como el VIH y la hepatitis B o C, así como de transmitir infecciones bacterianas y por hongos, debido a la contaminación por el uso compartido de agujas. Es el motivo por el que en nuestro país, en la década de 1980, se transmitió el VIH, mucho más que por prácticas de riesgo sexuales en aquellos años.
- **Vía oral.** Aunque este método puede ser el de menor riesgo en comparación con otros, el tracto gastrointestinal y el hígado sufren la carga de procesar las sustancias de desecho de nuestro organismo, lo que puede llevar a inflamación y daño hepático, y el hígado es fundamental para las defensas, así que su alteración afecta a la función inmunitaria.
- **Insuflación.** Esnifar drogas daña las membranas mucosas de la nariz y, una vez dañadas, permite que las drogas entren directamente en el torrente sanguíneo, aumentando el riesgo de infecciones y comprometiendo el sistema inmunitario.

El abuso de drogas tiene efectos graves y duraderos en el sistema inmunitario, comprometiendo la capacidad del cuerpo para combatir infecciones y enfermedades. Es crucial entender estos riesgos para tomar decisiones informadas sobre el consumo de estas sustancias y buscar ayuda si es necesario. La recuperación de la adicción y la adopción de hábitos saludables, como seguir una dieta equilibrada, hacer ejercicio regularmente y tener un sueño adecuado, son esenciales para restaurar la función inmunitaria y mejorar la salud general.

¿Hay marcha atrás?

Lo que comentaré a continuación es de una lógica aplastante y todos, en nuestro fuero interno, lo sabemos. Pero muchos (y me incluyo) no lo asumimos ni lo acatamos. Si deseamos mejorar nuestras defensas y padecemos alguna de estas adicciones, lo primero que debemos hacer es **evitar el contacto con la sustancia a la que somos adictos.**

Parece fácil, pero claramente no lo es.

Dejar de fumar

Para aquellos que han fumado durante años, dejar de fumar puede ser un desafío significativo, pero los beneficios para la salud son enormes. Los exfumadores pueden empezar a ver mejoras en su sistema inmunitario en pocas semanas, aunque algunas alteraciones de nuestras defensas —como hemos visto— pueden persistir durante años. A continuación propongo algunas pautas para mejorar:

1. **Buscar apoyo profesional.** Las terapias de reemplazo de nicotina, ciertos fármacos como el Todacitan y el apoyo psicológico son muy efectivos.
2. **Hacer ejercicio regularmente.** El ejercicio ayuda a mejorar la función inmunitaria y a reducir el estrés.
3. **Mantener una dieta saludable.** Incluir alimentos ricos en antioxidantes ayuda a reparar algunos de los daños causados por el tabaco.
4. **Evitar el estrés.** Técnicas de manejo del estrés, como el yoga y la meditación, son muy beneficiosas. Cualquier actividad que te guste y que te relaje te será de inmensa ayuda en el periodo de decir adiós al tabaco.

Reducir o eliminar el consumo de alcohol

El alcohol tiene un impacto significativo en el sistema inmunitario, pero los efectos negativos pueden ser revertidos con la abstinencia. **Hace unas décadas se llegó a decir que tomar una copa de vino** (sobre todo, tinto) **o una caña de cerveza era inmunosaludable. Según las evidencias científicas actuales, es, simplemente, mentira.** Algunos componentes de la cerveza y del vino son, efectivamente, inmunosaludables (los polifenoles, por ejemplo), pero no los tomamos aislados. Así que, si bebemos alcohol, tenemos que asumirlo como un «placer culpable».

Si bien el consumo de alcohol no es beneficioso en ningún caso, sí es cierto que existe una diferencia entre el consumo ocasional (generalmente ligado a situaciones sociales) y el abuso y la dependencia del alcohol, es decir, el alcoholismo. No todo el mundo está en el mismo punto.

En todo caso, estas son algunas recomendaciones para abandonar el consumo de alcohol:

1. **Terapia y apoyo.** Grupos de apoyo como Alcohólicos Anónimos pueden ser muy útiles en caso de alcoholismo.
2. **Nutrición adecuada.** Una dieta rica en nutrientes esenciales apoya la función hepática y la inmunitaria. Habitualmente, asociamos al consumo de alcohol las dietas grasas... Por el contrario, si tomamos más frutas y verduras, estaremos contrarrestando en parte los efectos tóxicos del alcohol.
3. **Ejercicio físico.** El ejercicio regular ayuda a mejorar la salud general y a fortalecer el sistema inmunitario en particular. En cualquier desintoxicación de cualquier sustancia está especialmente indicado.
4. **Control médico.** Si estamos en un proceso de desintoxicación alcohólica, es imprescindible tener un seguimiento regular con un profesional de la salud para monitorizar la recuperación de nuestra salud, en general, y del sistema inmunitario, en particular.

Tratamiento y reducción del consumo de drogas

El abuso de drogas puede tener efectos severos y duraderos en la salud inmunitaria, así como en la salud global del individuo. Suele ser muy costoso de afrontar y necesita en la inmensa mayoría de los casos soporte profesional. Desgraciadamente, los recursos públicos son muy escasos y en muchas ocasiones hay que afrontar la adicción en centros de tratamiento privados. Es importante que tengamos un apoyo social intenso (familiar y de amigos), porque también se produce un gran desgaste en el proceso de desintoxicación, que puede transcurrir con innumerables recaídas del enfermo. Y sí: hemos de tener claro que el adicto no es un pervertido, sino un enfermo. Nadie quiere ser toxicómano. Así que intentemos no añadir un estigma aún mayor a estos pacientes.

Entre las posibles recomendaciones para abandonar el consumo, están:

1. **Rehabilitación.** Existen programas especializados que ofrecen apoyo estructurado para dejar las drogas. Normalmente, se realizan en centros privados.
2. **Seguimiento médico.** Es crucial mantener la supervisión médica para tratar cualquier complicación de salud derivada del uso de drogas. **La atención a la adicción debe ser multidisciplinar:** se requiere la valoración de un psiquiatra, un psicoterapeuta, del médico de cabecera y de todos aquellos especialistas implicados para afrontar la dura etapa de la desintoxicación.
3. **Apoyo emocional y social.** Construir una red de apoyo con amigos, familiares y grupos es vital para la recuperación. Los grupos de pacientes que comparten sus experiencias y sus retos son imprescindibles. El enfermo no debe encontrarse solo.

PRINCIPALES EFECTOS NOCIVOS DEL CONSUMO DE SUSTANCIAS TÓXICAS

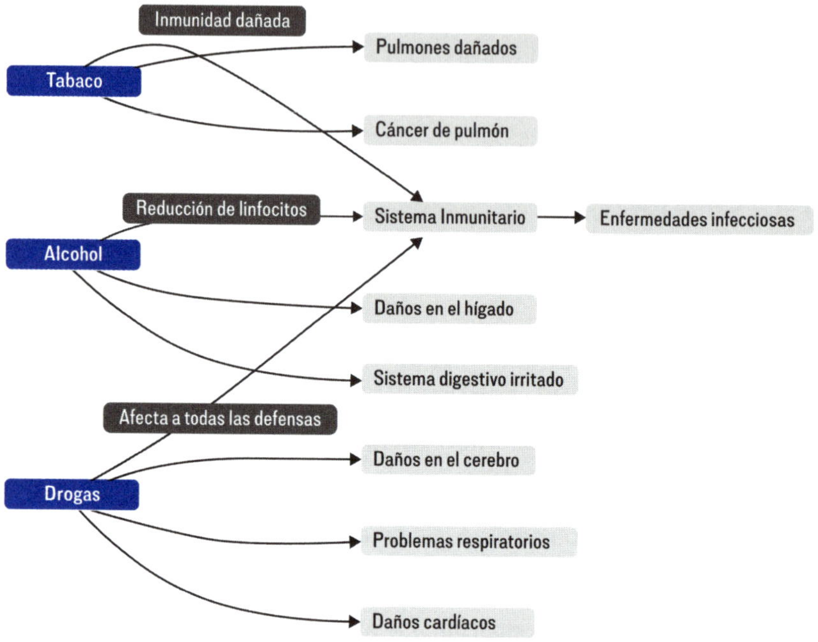

CAPÍTULO 6

Impacto de la tecnología en nuestras defensas

La tecnología no es cuestión de futuro, sino de presente. Los aparatos electrónicos nos rodean e incluyen dispositivos portátiles como móviles, tabletas, ordenadores y consolas de videojuegos. Estos dispositivos han pasado a ser parte integral de la vida moderna y se utilizan para una variedad de propósitos, desde la comunicación y el entretenimiento hasta el trabajo y la educación. Pasamos muchas horas al día usando uno u otro de estos dispositivos. Y todo esto impacta, como no podía ser de otro modo, en nuestro sistema inmunitario. En algunos casos, directamente, pero en otros, de modo secundario. Vamos a ver cómo a lo largo de este capítulo.

El uso de aparatos electrónicos ha aumentado exponencialmente en las últimas décadas. Según estudios muy recientes, la mayoría de las personas pasamos varias horas al día usando diversos dispositivos electrónicos. Este aumento no se limita a un grupo de edad específico; afecta tanto a niños como a adultos, si bien la intencionalidad del uso sí que es diferente en cada franja de edad.

La popularidad de las redes sociales, los juegos en línea y el teletrabajo —que ha alcanzado nuevas dimensiones con motivo del COVID-19— han contribuido significativamente a este incremento del uso de dispositivos.

Efectos del abuso tecnológico en nuestra salud inmunitaria

El abuso de aparatos electrónicos puede tener diversos efectos negativos en nuestra salud:

- **Impacto en el ritmo circadiano y la calidad del sueño.** La exposición a la luz azul emitida por las pantallas de los dispositivos electrónicos puede interferir con los ritmos circadianos, dificultando la conciliación del sueño y disminuyendo la calidad de este. La falta de un sueño adecuado puede debilitar el sistema inmunitario, haciéndolo más susceptible a infecciones y enfermedades, al reducir la producción de citocinas y otras proteínas inmunitarias.
- **Aumento del sedentarismo.** El tiempo dedicado a los dispositivos electrónicos a menudo reemplaza el que podríamos dedicar a diversas actividades físicas. El sedentarismo se asocia a un mayor riesgo de enfermedades crónicas, como la obesidad, la diabetes tipo 2 y las enfermedades cardiovasculares, todas las cuales —ya lo hemos visto— afectan negativamente al sistema inmunitario.

- **Influencia en la calidad de la dieta.** El uso de la tecnología tiene un impacto directo en nuestra dieta. El fácil acceso a los servicios de entrega de comida a domicilio y la tentación constante de picar algo mientras usamos las pantallas contribuyen de modo conjunto a que nuestros hábitos alimentarios se deterioren. Las dietas ricas en azúcares y grasas procesadas promueven la inflamación y debilitan nuestro sistema inmunitario.
- **Efectos en la salud mental y emocional.** El uso excesivo de aparatos electrónicos, especialmente cuando interactuamos en redes sociales, contribuye al estrés, la ansiedad y la depresión. Aunque no nos guste reconocerlo, miramos con cierta frecuencia el impacto de nuestras publicaciones o cuántos «me gusta» tenemos, buscando un reconocimiento social implícito en estos gestos. Estos estados emocionales negativos pueden desencadenar una respuesta inflamatoria en el cuerpo, afectando así la salud inmunitaria.

Las redes sociales pueden aumentar el estrés debido a la exposición constante a información negativa, al ciberacoso y a la presión social.

- **Impactos del ruido.** Estudios científicos muy recientes han propuesto que la exposición al ruido y a ciertos tipos de sonidos en las redes sociales puede afectar negativamente la inmunidad, mientras que la música puede tener efectos beneficiosos. El ruido produce **disbiosis intestinal** (altera la composición de la microbiota intestinal), compromete la respuesta inmunitaria del intestino y promueve la **inflamación crónica y generalizada** (el crecimiento de células inmunitarias inflamatorias y la liberación de citocinas, que exacerban aún más la respuesta inflamatoria).

Así que, de modo indirecto, el abuso de la tecnología —por al menos cinco motivos diferentes— está impactando negativamente sobre nuestras defensas.

Hay, además, estudios muy recientes en los que se aprecian interacciones directas. Vamos a verlas.

Uso de dispositivos e inflamación

Se van acumulando evidencias científicas sobre la relación entre el uso de redes sociales y unos niveles elevados de inflamación en el cuerpo.

Así lo demuestra un estudio muy reciente realizado por investigadores de la Universidad de Búfalo. En este estudio colaboraron 171 estudiantes universitarios durante cinco semanas. A todos los participantes se les midieron los niveles de una proteína que se libera en procesos inflamatorios que llamamos «de fase aguda», denominada **proteína C-reactiva (PCR).** Es una proteína muy inespecífica, que se libera en múltiples ocasiones y se considera un biomarcador común de inflamación.

Los resultados apuntan a que aquellas personas con un uso

más intensivo de redes sociales presentaban niveles más altos de este marcador de inflamación al inicio del estudio. Además, también se encontró una relación a largo plazo: el estudio mostró que el tiempo de uso de redes sociales durante las cinco semanas también predecía un aumento en los niveles de PCR al final del periodo. Esto sugiere que no solo hay un impacto inmediato, sino que el uso continuado de redes sociales puede llevar a un aumento sostenido de la inflamación.

Los investigadores de Búfalo, para profundizar en esta cuestión tan sorprendente, realizaron un seguimiento del tiempo de uso de pantallas entre los participantes, mediante un rastreo por aplicaciones de los propios dispositivos, monitorizando el tiempo de pantalla para medir de manera objetiva cuánto tiempo pasaban los sujetos del estudio en redes sociales como Facebook, Instagram, Snapchat y Twitter (hoy, X). Esta medición más objetiva proporcionó datos más precisos que la autoencuesta de los participantes, estableciendo una relación más clara y robusta entre el uso de redes sociales y la inflamación.

Como vemos, la relación entre hiperconectividad tecnológica y defensas nos lleva a la inflamación por diferentes caminos, aunque hay que distinguir entre un proceso agudo y un proceso crónico. No voy a tener una enfermedad crónica si de modo puntual me doy una maratón de un videojuego. Pero si lo hago de modo regular, tendrá consecuencias en mi salud.

- **Efectos agudos.** El uso intensivo de dispositivos electrónicos en periodos cortos puede causar un aumento temporal del estrés y de los marcadores inflamatorios. Tendrá consecuencias en nuestras defensas, pero en pocos días se recuperará una situación de normalidad. Tomar descansos regulares y limitar el tiempo de uso de dispositivos electrónicos puede mitigar los efectos negativos, permitiendo al cuerpo recuperarse del estrés y reduciendo la inflamación.

- **Efectos crónicos.** A largo plazo, el uso constante y excesivo de aparatos electrónicos puede llevar a inflamación crónica, relacionada con la aparición de enfermedades graves, como la diabetes, las enfermedades cardiovasculares y los trastornos autoinmunitarios.

Influencia del tiempo de pantalla y del contenido consumido en la respuesta inmunitaria

El tipo y la cantidad de contenido consumido en las redes sociales presenta diferentes impactos en la salud inmunitaria.

El **consumo pasivo** (desplazarse sin interactuar, leer publicaciones, ver vídeos y mirar fotos sin comentar, dar «me gusta» o compartir...) puede ser más perjudicial que el activo, que implica la interacción y la participación.

El consumo pasivo es negativo para nuestras defensas por dos motivos principales:

- **Comparación social.** Al ver constantemente las publicaciones de otros, especialmente aquellas que presentan vidas perfectas y logros, nos podemos sentir inadecuados, envidiosos o insatisfechos con nuestras propias vidas. Esta comparación social puede aumentar los niveles de estrés, que —como ya sabemos— están directamente relacionados con la inflamación crónica. Hay estudios previos que han demostrado que la comparación social negativa es un potente estresor psicológico.

- **Aislamiento social.** Aunque puede parecer que estamos «conectados» al mundo al estar permanentemente en las redes sociales, la interacción pasiva puede llevar a sentimientos de aislamiento y soledad. La falta de interacción significativa, al margen del mundo «virtual», puede contribuir a la soledad, que como sabemos se ha asociado con respuestas inflamatorias aumentadas.

El **consumo activo** implica, por su parte, una participación directa, dinámica y significativa en las redes sociales. Incluye interacciones tales como comentar las publicaciones de otros, dar «me gusta», compartir contenidos y enviar mensajes directos públicos o privados a otros usuarios. Este modo de afrontar las redes también tiene impacto en la inmunidad:

- **Conexiones sociales positivas.** La interacción activa permite fortalecer las conexiones sociales y proporcionar apoyo emocional. Ayuda a reducir el estrés y, en consecuencia, la inflamación.

Las conexiones sociales fuertes son fundamentales para una buena salud mental y física.

- ***Feedback* positivo.** Recibir comentarios positivos y «me gusta» en nuestras publicaciones eleva nuestra autoestima y proporciona una sensación de recompensa. Este *feedback* positivo puede reducir los niveles de cortisol y menguar la reacción inmunitaria inflamatoria. Aunque si genera dependencia, entraríamos en bucle de nuevo en un estado de ansiedad con sus consecuencias negativas para las defensas.

Respecto al **impacto del tipo de contenido,** cuando este es negativo —noticias alarmantes o publicaciones conflictivas—, puede elevar los niveles de estrés y ansiedad, contribuyendo a una mayor inflamación. Por otro lado, el contenido positivo, como mensajes de apoyo y publicaciones inspiradoras, tiene un efecto calmante y beneficioso para la salud mental y, potencialmente, para la inmunidad.

Un estudio realizado en la Universidad de Swansea (Gales) es igualmente claro en la interrelación entre el uso de internet y el sistema inmunitario, al revelar que el uso excesivo de internet tiene consecuencias perjudiciales para la función inmunitaria. Este estudio evaluó a quinientas personas de entre dieciocho y ciento un años. Los resultados principales de esta investigación mostraron que...

- El 40 % de los participantes tenían niveles de adicción a internet que iban de leves a graves.
- Las personas con mayor adicción tenían un 30 % más de síntomas de resfriados y gripe en comparación con aquellos que usaban internet solo en algunos momentos.

Este estudio define el **uso excesivo de internet** como pasar **más de cuatro horas diarias conectados.** Este umbral se asocia con un mayor riesgo de impactos negativos en la salud, incluyendo alteraciones en el sueño, mayores niveles de estrés y, consecuentemente, una función inmunitaria comprometida. La media de los participantes declaraban utilizar internet unas seis horas al día, si bien una minoría considerable declaraba más de diez horas diarias, sobre todo en las redes sociales. También se observaron diferencias en el uso de internet por géneros: las mujeres utilizaban más que los hombres las redes sociales y la compra digital, y los hombres se decantaban por los juegos y la pornografía *online*.

Factores moderadores y mediadores

Ya hemos visto en capítulos anteriores que el sistema inmunitario varía atendiendo a un sinfín de factores. Igualmente, el abuso de la tecnología y de las pantallas presenta diferencias claras entre distintos grupos de población:

- **Edad.** Los jóvenes son mucho más susceptibles a los efectos negativos de las redes sociales debido a su mayor uso (pasan horas al día) y a la importancia social que les atribuyen. Cada día hay más adolescentes que tienen que acudir a terapia por su adicción a las redes, o por no saber gestionar el rechazo en estas.
- **Género.** Hay estudios científicos que sugieren que las mujeres parecen experimentar más efectos negativos relacio-

nados con el estrés y la comparación social en las redes sociales. Están más sometidas a la presión de ser la más guapa, o la que más impacto alcanza con sus publicaciones.

- **Nivel de actividad física.** También se ha visto que, aunque haya abuso del uso de pantallas, aquellas personas que mantienen un nivel alto de actividad física pueden mitigar algunos de los efectos negativos que implican, ya que el ejercicio reduce la inflamación.
- **Estado de salud mental basal y estrés.** Las personas que, con independencia de las redes sociales, tienen una predisposición a la ansiedad o la depresión basal, experimentan una mayor inflamación debido al uso de redes sociales.

Recomendaciones para un uso saludable de aparatos electrónicos

Llegados a este punto, y conociendo el impacto de la tecnología en nuestras defensas, tan solo hay que aplicar el sentido común para elaborar un plan de acción que nos ayude a hacer un uso saludable de los dispositivos electrónicos.

Establecimiento de límites de tiempo y pausas regulares

- **Fíjate horarios específicos** para el uso de dispositivos electrónicos, evitando el exceso (una o dos horas diarias es más que suficiente). Anótalo en tu agenda hasta incorporarlo como rutina.

- **Utiliza aplicaciones de gestión del tiempo de pantalla** para no superar el tiempo que te has marcado.
- Si reducir tus horas ante los dispositivos te genera estrés o te resulta muy complicado, **planteate objetivos de reducción paulatina.**
- Si a pesar de todo tienes sesiones prolongadas ante tus dispositivos electrónicos, **toma descansos regulares.** Por ejemplo, aplica la **regla 20-20-20:** cada 20 minutos, mira algo a 20 pies (6 metros) de distancia durante 20 segundos para **reducir la fatiga ocular.**
- **Realiza estiramientos o ejercicios ligeros** durante estos descansos para contrarrestar los efectos del sedentarismo.

Promoción de actividades físicas y sociales offline

- Asegúrate de incorporar **actividades físicas diarias,** como caminar, correr, nadar o cualquier otra forma de ejercicio que disfrutes. Un paseo de casa al trabajo (si es posible en tu caso) es fabuloso.
- Participa en **actividades sociales cara a cara,** como reuniones con amigos y familiares, para fomentar el bienestar emocional y reducir la dependencia de las interacciones virtuales. Si tienes amigos virtuales, proponte cuanto antes una «desvirtualización»: saldrás ganando.

Técnicas de relajación y desconexión digital

- Practica **técnicas de relajación** (ya sea *mindfulness* u otras) para reducir el tiempo de uso de dispositivos y para ser más consciente del tiempo que pasas en redes sociales y cómo te afecta emocionalmente.
- **Programa periodos de desconexión digital,** como «días sin dispositivos» u «horas *offline*». Esta práctica será todavía más saludable si la compartes con tu familia o amigos.

Selección consciente del contenido que vas a consumir

- **Sigue cuentas y perfiles que te resulten inspiradores** y te hagan sentir bien. En la medida de lo posible evita aquellos que te causen estrés o ansiedad, por muy interesantes que te parezcan.
- **Evita el consumo pasivo** de contenidos y participa activamente en conversaciones positivas y constructivas. No seas exclusivamente un «mirón».

Mejora tu higiene de sueño

Ya hemos dicho que es recomendable tener un horario para el uso de dispositivos electrónicos. Pero, especialmente antes de dormir, tienes que cuidarlo aún más, para evitar la interferencia con el ritmo circadiano y mejorar la calidad del sueño.

Evita el uso de dispositivos electrónicos al menos una hora antes de acostarte para permitir que tu cuerpo se prepare para el sueño.

IMPACTO DIRECTO E INDIRECTO DE LA TECNOLOGÍA EN EL SISTEMA INMUNITARIO

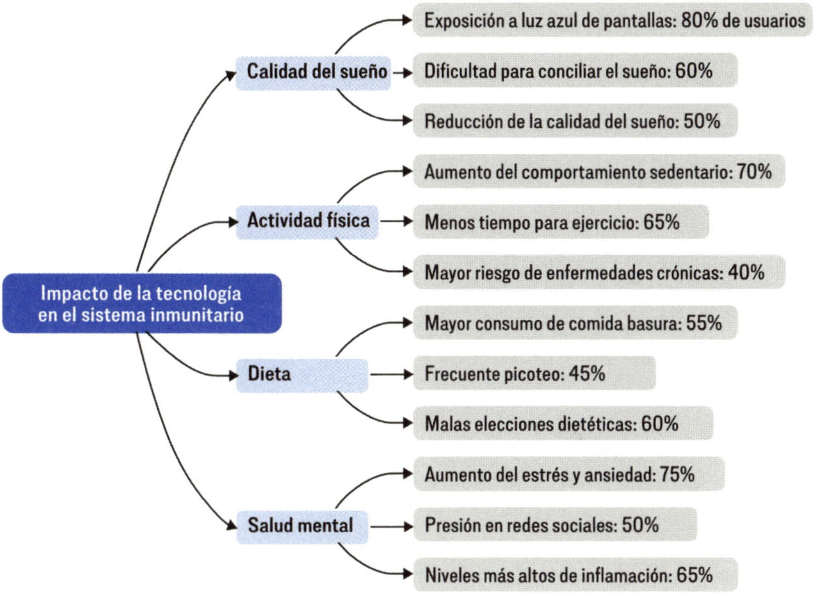

En % se indica la proporción de usuarios de tecnología que «sufre» esta consecuencia

TERCERA PARTE

A veces, las defensas fallan

CAPÍTULO 1

Cuando las defensas se equivocan y nos atacan a nosotros: enfermedades autoinmunitarias y autoinflamatorias

Ya hemos visto que el sistema inmunitario es una compleja red de células, tejidos y órganos que funcionan y se equilibran para combatir las agresiones internas y externas. Juntos ayudan al cuerpo a combatir infecciones y otras enfermedades. Sin embargo, hay ocasiones en que las defensas no actúan como esperamos, ya sea por exceso o por defecto.

Comenzaremos explicando qué ocurre cuando nuestras defensas son excesivamente altas, es decir, cuando una sobrerreacción produce **enfermedades autoinmunitarias y autoinflamatorias.**

Las enfermedades autoinmunitarias y autoinflamatorias son condiciones en las que **el sistema inmunitario del cuerpo,** que normalmente nos protege contra infecciones y enfermedades, **comienza a atacar erróneamente nuestras propias células y tejidos.**

Aunque pueden compartir algunos síntomas y características, estas enfermedades tienen mecanismos subyacentes distintos que es importante conocer para diagnosticarlas y ofrecer un tratamiento adecuado:

- **Enfermedades autoinmunitarias.** Se producen cuando el sistema inmunitario, que normalmente protege el cuerpo de infecciones y enfermedades, ataca por error sus propias células y tejidos. Este ataque puede ocurrir en casi cualquier parte del cuerpo y conlleva una amplia gama de síntomas y complicaciones. Se deben a una combinación de factores genéticos y ambientales que desencadenan una respuesta equivocada.
- **Enfermedades autoinflamatorias.** Son causadas por defectos en el sistema inmunitario innato (o natural), que llevan a episodios recurrentes de inflamación sin la presencia de autoanticuerpos o células T específicas de antígenos propios (es decir, sin la presencia de nuestras «defensas de élite»). Estas condiciones suelen tener un fuerte componente genético y manifestarse desde la infancia.

La comprensión de estas enfermedades no solo permite un mejor manejo de los síntomas, sino que también proporciona a los pacientes las herramientas para llevar una vida plena y activa.

A lo largo de este capítulo, exploraremos las causas, los síntomas, los métodos de diagnóstico y las opciones de tratamiento para las enfermedades autoinmunitarias y autoinflamatorias más comunes, y proporcionaremos algunos consejos prácticos para vivir con ellas.

Si padeces una enfermedad autoinmune o autoinflamatoria, mantente bien informado y actúa siguiendo las indicaciones de los profesionales sanitarios.

Enfermedades autoinmunitarias

En condiciones normales, el sistema inmunitario puede distinguir entre células propias y extrañas. Sin embargo, en las enfermedades autoinmunitarias, esta capacidad se ve comprometida. Las células del sistema inmunitario, particularmente los linfocitos T y B, comienzan a atacar los propios tejidos y células del cuerpo, causando inflamación y diversos daños.

No se conocen con exactitud las **causas de las enfermedades autoinmunitarias**, pero sabemos que una **combinación de factores genéticos y ambientales** juega un papel crucial.

- **Factores genéticos.** Tener antecedentes familiares de enfermedades autoinmunitarias aumenta el riesgo de padecerlas. Ciertos genes pueden predisponer a una persona a desarrollar estas enfermedades. Algunos de los genes más implicados son los que codifican las proteínas de trasplante, que se encargan de enseñar a nuestros linfocitos T «trocitos» de los microbios dañinos (estas moléculas son realmente «cotillas» que ponen en marcha las defensas de élite).

- **Factores ambientales,** como la exposición a infecciones, productos químicos y toxinas. Algunas infecciones desencadenan una respuesta autoinmunitaria en personas predispuestas. Es como cuando se tiene una pistola (predisposición genética) y se aprieta el gatillo (infección). En el caso de algunas enfermedades, conocemos la infección que sirve de detonante: por ejemplo, el 97 % de las personas que tienen esclerosis múltiple se han infectado por el virus Epstein-Barr. Asimismo, el **estrés físico y emocional** puede agravar o desencadenar síntomas de otras dolencias. Por eso, el control del estrés resulta crucial en el manejo diario de estas enfermedades.

Enfermedades autoinmunitarias comunes

Repasemos algunas de las enfermedades autoinmunitarias más frecuentes y sus características principales.

ENFERMEDADES AUTOINMUNITARIAS MÁS COMUNES

1. Lupus eritematoso sistémico	
Edad de aparición	Generalmente entre los 15 y 45 años
Género más afectado	Mujeres (90 % de los casos)
Prevalencia	Oscila entre 20-150 individuos por cada 100 000 personas (en España, 90 casos por cada 100 000 personas)

→

Síntomas	Fatiga, erupciones cutáneas (especialmente en forma de mariposa en la cara), dolor e hinchazón en las articulaciones, fiebre, problemas renales, problemas cardiacos y pulmonares
Diagnóstico	Análisis de sangre para detectar anticuerpos antinucleares (ANA), análisis de orina, biopsias de piel o riñón, pruebas de función renal y hepática
Tratamiento	Antiinflamatorios no esteroides (AINE), corticosteroides, inmunosupresores (azatioprina, ciclofosfamida), antimaláricos (hidroxicloroquina), terapias biológicas (belimumab).
2. Artritis reumatoide	
Edad de aparición	Entre los 30 y 60 años
Género más afectado	Mujeres (2-3 veces más común que en hombres)
Prevalencia	Aproximadamente un 1% de la población mundial
Síntomas	Dolor, hinchazón y rigidez en las articulaciones, especialmente por las mañanas y después de periodos de inactividad, nódulos reumatoides bajo la piel, fatiga, fiebre baja
Diagnóstico	Análisis de sangre para detectar dos tipos de autoanticuerpos: el factor reumatoide y anticuerpos anti-CCP (péptido cíclico citrulinado), que atacan proteínas de las articulaciones de los pacientes. También se realizan pruebas de imagen: radiografías, resonancias magnéticas...
Tratamiento	Antiinflamatorios no esteroides, corticosteroides, drogas que modifican y disminuyen el desarrollo de la enfermedad (denominados DMARDS, entre los que se incluyen el metotrexato y la leflunomida), terapias biológicas (etanercept, infliximab), inhibidores de JAK (tofacitinib).

3. Esclerosis múltiple	
Edad de aparición	Entre los 20 y 40 años
Género más afectado	Mujeres (2-3 veces más común que en hombres)
Prevalencia	Aproximadamente de 100 a 200 individuos por cada 100 000 personas
Síntomas	Problemas de visión, debilidad muscular, problemas de coordinación y equilibrio, entumecimiento y hormigueo, fatiga, problemas de memoria
Diagnóstico	Resonancia magnética para detectar lesiones en el cerebro y la médula espinal, punción lumbar, potenciales evocados. En el laboratorio de inmunología se detecta una elevada concentración de anticuerpos anormales en la punción lumbar
Tratamiento	Corticosteroides, interferones (beta-1a, beta-1b), acetato de glatiramer, terapias biológicas (natalizumab, ocrelizumab), modificadores de la enfermedad (dimetilfumarato, fingolimod)
4. Diabetes tipo 1	
Edad de aparición	Generalmente, en la infancia o adolescencia
Género más afectado	Afecta a ambos géneros por igual
Prevalencia	En España, 1 de cada 7 personas tienen algún tipo de diabetes (un «dudoso» récord en Europa). De estas, un 10 % tiene diabetes tipo 1 (0,2 % de la población general), que es la que se debe a una mala respuesta de nuestras defensas
Síntomas	Sed excesiva, hambre constante, pérdida de peso, fatiga, visión borrosa, frecuencia urinaria
Diagnóstico	Niveles altos de glucosa en sangre, prueba de hemoglobina glicosilada, medición de autoanticuerpos dirigidos contra células del páncreas, que son las productoras de la insulina

→

Tratamiento	Insulina, monitoreo de glucosa, dieta saludable, ejercicio regular
5. Enfermedad de Crohn	
Edad de aparición	Entre los 15 y 35 años
Género más afectado	Afecta a ambos géneros por igual
Prevalencia	Aproximadamente 100-300 casos por cada 100 000 personas.
Síntomas	Dolor abdominal, diarrea severa, fatiga, pérdida de peso, malnutrición
Diagnóstico	Colonoscopia, endoscopia, resonancia magnética, análisis de sangre
Tratamiento	Antiinflamatorios no esteroides, corticosteroides, inmunosupresores (azatioprina, metotrexato), terapias biológicas (adalimumab, infliximab), cambios en la dieta
6. Psoriasis	
Edad de aparición	Entre los 15 y 35 años
Género más afectado	Afecta a ambos géneros por igual
Prevalencia	Aproximadamente 2-3 % de la población mundial
Síntomas	Placas rojas y escamosas en la piel, picazón, dolor. Hay distintos tipos con diferentes síntomas
Diagnóstico	Examen físico, biopsia de piel
Tratamiento	Corticosteroides tópicos, análogos de la vitamina D, terapias biológicas (etanercept, adalimumab), fototerapia. La introducción de tratamientos biológicos ha cambiado radicalmente la vida a los enfermos, ya que se han logrado mejorías sorprendentes con el tratamiento de anticuerpos

→

7. Tiroiditis de Hashimoto	
Edad de aparición	Más común en mujeres de mediana edad
Género más afectado	Mujeres (10 veces más común que en hombres)
Prevalencia	Aproximadamente el 4,2 % de la población la padece (y hasta un 4,9 lo tiene, pero no presenta síntomas), lo que eleva la cifra a un 9 % de la población
Síntomas	Fatiga, aumento de peso, sensibilidad al frío, hinchazón de la cara, debilidad muscular
Diagnóstico	Pruebas de función tiroidea, análisis de sangre para detectar anticuerpos antitiroideos (las defensas atacan diferentes proteínas de nuestro tiroides)
Tratamiento	Hormonas tiroideas sintéticas (levotiroxina)
8. Miastenia gravis	
Edad de aparición	Más común en mujeres menores de 40 años y hombres mayores de 60
Género más afectado	Mujeres en edad reproductiva, hombres en edades avanzadas
Prevalencia	Aproximadamente 14-20 casos por cada 100 000 personas
Síntomas	Debilidad muscular que empeora con la actividad y mejora con el descanso, problemas para masticar, tragar y hablar, caída de los párpados
Diagnóstico	Pruebas de anticuerpos, electromiografía, pruebas de imagen (las defensas atacan la zona donde contactan las terminaciones nerviosas y los músculos, y bloquean las señales de la contracción muscular en diferentes zonas)
Tratamiento	Anticolinesterásicos (piridostigmina), inmunosupresores (azatioprina, ciclofosfamida), plasmaféresis, inmunoglobulina intravenosa

Diagnóstico y tratamiento de las enfermedades autoinmunitarias

El diagnóstico de las enfermedades autoinmunitarias puede ser complejo; a menudo requiere una combinación de diferentes pruebas y métodos:

- **Análisis de sangre** para detectar autoanticuerpos específicos. Suelen ser —aunque no en todos los casos— definitorios.
- **Imágenes** de radiografías, resonancias magnéticas, ecografías para evaluar el daño en órganos y tejidos.
- **Biopsias** para examinar los tejidos afectados (por ejemplo, en el caso de las patologías intestinales).

Su tratamiento se enfoca en controlar la respuesta inmunitaria y aliviar los síntomas:

- **Medicamentos inmunosupresores.** Ayudan a reducir la actividad del sistema inmunitario. Los hay de muchos tipos:

FÁRMACOS INMUNOSUPRESORES

Corticosteroides	Reducen la inflamación y alivian los síntomas, si bien presentan múltiples efectos secundarios
Modificadores de enfermedad	Son más potentes y en el caso de algunos pacientes no se produce respuesta adecuada al tratamiento

- **Medicamentos biológicos.** Bloquean señales, proteínas o células muy concretas de nuestro sistema inmunitario. En su inmensa mayoría son anticuerpos monoclonales (proteínas del sistema inmunitario que se crean en el laboratorio y que reconocen blancos específicos y los marcan para ser inactivados). Han supuesto una revolución terapéutica sin precedentes, no solo para estas enfermedades, sino para problemas más graves, como multitud de tumores.
- **Cambios en el estilo de vida.** Dieta saludable, ejercicio regular, manejo del estrés...
- **Terapias complementarias.** Fisioterapia y actividades relajantes en general, como la meditación, el yoga o el *mindfulness*.

Enfermedades autoinflamatorias

Las enfermedades autoinflamatorias se caracterizan por episodios recurrentes de inflamación (línea de defensas innata) sin la presencia de autoanticuerpos o células T específicas de antígenos propios (no se alteran las defensas de élite). Se producen por defectos genéticos que afectan a la regulación del proceso inflamatorio. A diferencia de las enfermedades autoinmunitarias, las autoinflamatorias involucran principalmente al sistema inmunitario innato y no al adaptativo.

Entre sus **causas y factores de riesgo,** cabe destacar:

- **Mutaciones genéticas.** Defectos en genes que controlan la inflamación, como los que codifican para proteínas involucradas en el inflamasoma, una superestructura que se produce en los procesos inflamatorios.
- **Patrones hereditarios.** Muchas de estas enfermedades siguen un patrón de herencia mendeliano, ya sea autosómico dominante (con tener un gen afectado, ya se padece la enfermedad) o recesivo (se hereda un gen alterado de cada uno de los progenitores).
- **Otros factores.** Aunque la genética juega un papel principal, los factores ambientales también pueden influir en la manifestación de síntomas.

Enfermedades autoinflamatorias comunes

ENFERMEDADES AUTOINFLAMATORIAS COMUNES

1. Fiebre mediterránea familiar	
Edad de aparición	Generalmente en la infancia o adolescencia
Género más afectado	Afecta a ambos géneros, pero es más común en hombres
Prevalencia	Alta en poblaciones del Mediterráneo oriental (judíos sefardíes, árabes, armenios, turcos)
Síntomas	Episodios recurrentes de fiebre, dolor abdominal, dolor torácico, artritis, erupciones en la piel
2. Síndrome periódico asociado al receptor del factor de necrosis tumoral (TRAPS)	
Edad de aparición	Infancia, pero puede aparecer en cualquier momento

Género más afectado	Afecta a ambos géneros
Prevalencia	Rara, menos de 1 caso por cada millón de personas
Síntomas	Fiebre prolongada, dolor muscular, erupciones en la piel, dolor abdominal, conjuntivitis
3. Síndrome de hiperinmunoglobulinemia (hiper-IgD)	
Edad de aparición	Generalmente en la infancia
Género más afectado	Afecta a ambos géneros
Prevalencia	Rara, principalmente se da en el norte de Europa
Síntomas	Episodios recurrentes de fiebre, inflamación de ganglios, ronchas cutáneas, dolor abdominal, aftas orales
Diagnóstico	En este caso concreto, hay unos análisis de sangre para estudiar los niveles elevados de inmunoglobulina D (este anticuerpo es un vestigio evolutivo sin mucha función en nuestro organismo que, si se produce en exceso, conlleva problemas).
4. Síndrome de Muckle-Wells	
Edad de aparición	Infancia, pero puede variar
Género más afectado	Afecta a ambos géneros
Prevalencia	Rara
Síntomas	Fiebre, urticaria, pérdida auditiva, dolor articular, riesgo de amiloidosis (el amiloide es una proteína que se puede acumular en algunos órganos; su acumulación es especialmente grave si se produce en corazón, riñón o sistema nervioso central)

→

5. Síndrome de Blau	
Edad de aparición	Infancia temprana
Género más afectado	Afecta a ambos géneros
Prevalencia	Muy rara
Síntomas	Artritis granulomatosa, erupciones cutáneas, uveítis

Diagnóstico y tratamiento

El diagnóstico de las enfermedades autoinflamatorias es realmente un desafío, debido a la variabilidad en los síntomas y su rareza. Incluye:

- **Historia clínica detallada** para identificar patrones de episodios inflamatorios. La recogida de datos es imprescindible. La manifestación clínica nos puede dar pistas del tipo de enfermedad que es, entre las más de cien descritas.
- **Análisis genéticos.** Esta es —sin ninguna duda— la prueba definitiva. Existen sistemas para hacer estudios pormenorizados en muy poco tiempo. Este análisis se llama **secuenciación** (conocer la consecución de las letras de nuestro material genético) y detecta mutaciones en genes específicos.
- **Pruebas de laboratorio** para medir marcadores inflamatorios durante los episodios o brotes. Cuando tenemos un proceso inflamatorio, salen a nuestra sangre proteínas (muchas de ellas producidas en el hígado) que llamamos

proteínas de fase aguda. No son específicas de una enfermedad en concreto, pues se producen por múltiples motivos, pero nos permiten saber si el proceso inflamatorio está activo.

El tratamiento se centra en controlar la inflamación (existen muchas líneas de acción) y prevenir los episodios:

- **Medicamentos antiinflamatorios no esteroides (AINE)** para aliviar el dolor y reducir la inflamación. Son los más inocuos, pero también los que tienen menor eficacia.
- **Corticosteroides.** Son los antiinflamatorios esteroideos. Se utilizan para controlar la inflamación severa. Son más potentes que los anteriores, pero van acompañados de gran número de efectos secundarios, por lo que es necesario encontrar una dosis que combata la inflamación pero no complique demasiado la vida del paciente.
- **Colchicina.** Es un fármaco extraído de una planta que se usa para la gota y que es especialmente efectiva para la fiebre mediterránea familiar. Es también un potente antiinflamatorio.
- **Inhibidores de citocinas inflamatorias.** En las últimas décadas, se han desarrollado fármacos biológicos de última generación que bloquean las citocinas inflamatorias (IL-1, IL-6 y TNF-alfa). Todos ellos sirven para controlar la inflamación en este tipo de enfermedades autoinflamatorias.

Vivir con enfermedades autoinmunitarias o autoinflamatorias

Los pacientes tienen que aprender a **identificar y evitar las situaciones desencadenantes de los brotes.** Además, es importantísimo tener una buena adherencia al tratamiento que nos haya pautado el especialista.

Además, es importante seguir una **dieta rica en alimentos antiinflamatorios,** evitando los alimentos procesados y altos en azúcar. La sustancia de la dieta más antiinflamatoria y mejor evidenciada son los **ácidos grasos de cadena corta omega 3.** Particularmente, es en el aceite de pescado donde están en mayor cantidad (salmón, atún, trucha, bonito, sardina... son ricos en estos ácidos grasos). Si no tomamos pescados grasos o azules, se puede suplementar con omega 3 bajo supervisión de un profesional.

Actividades de bajo impacto, como el yoga, la natación o caminar, son ideales. La actividad va a depender de la salud de cada persona en cada momento. A veces, con descontar horas en el sofá o en el sillón y sustituirlas por paseos breves estaremos haciendo mucho.

En este tipo de enfermedades, resulta clave el **apoyo psicológico y social.** Hay que tomar las riendas y afrontar la ansiedad y la depresión asociadas a estas enfermedades.

El diagnóstico de una enfermedad crónica siempre lleva asociado un impacto emocional: una carga de ansiedad aguda que se puede convertir en crónica.

Para ello, es muy importante contar el **apoyo de familiares y amigos.** Como hemos visto, el sistema inmunitario se fortalece con una buena red de contactos sociales. En el caso de estas enfermedades, es muy interesante buscar y participar en **grupos de autoayuda o asociaciones de pacientes,** para aprender juntos y afrontar los retos de la vida de manera colectiva.

Consejos prácticos

Si padeces una enfermedad autoinmune o autoinflamatoria, seguir las siguientes recomendaciones puede mejorar tu calidad de vida.

- **Técnicas de reducción del estrés.** Practicar regularmente técnicas de respiración profunda o relajación y dedicar tiempo a tus aficiones. Todos esos minutos de «felicidad» liberan hormonas positivas y contrarrestan el estrés, y, por lo tanto, ayudan a lidiar con la enfermedad.
- **Ajustes en el entorno laboral y personal.** Tanto en casa como en el trabajo, podemos realizar y solicitar adaptaciones de nuestros espacios para mejorar la ergonomía de nuestra vida cotidiana. Según el trabajo que tengamos, podemos teletrabajar o reducir la jornada, para que nos sea más llevadero, y reducir desplazamientos.
- **Planificación y organización.** Tener un diario de síntomas, planificar citas médicas y actividades de autocuidado te permitirá conocer mejor tu enfermedad. Cuando acudas a la consulta del médico o de enfermería, lleva tu

registro: ayudará a los profesionales sanitarios a interpretar mejor tu evolución.

- **Hábitos de fortalecimiento del sistema inmunitario.** Hemos insistido a lo largo del libro en este aspecto: cuida tu nutrición (alimentos ricos en vitaminas C y D, zinc y sustancias antiinflamatorias), mantente bien hidratado, duerme al menos siete u ocho horas por noche, establece una rutina de ejercicios moderados y evita el tabaco, el alcohol y las drogas.

DISTINTOS TIPOS DE ENFERMEDADES QUE SE PRODUCEN POR LA HIPERACTIVIDAD DEL SISTEMA INMUNITARIO

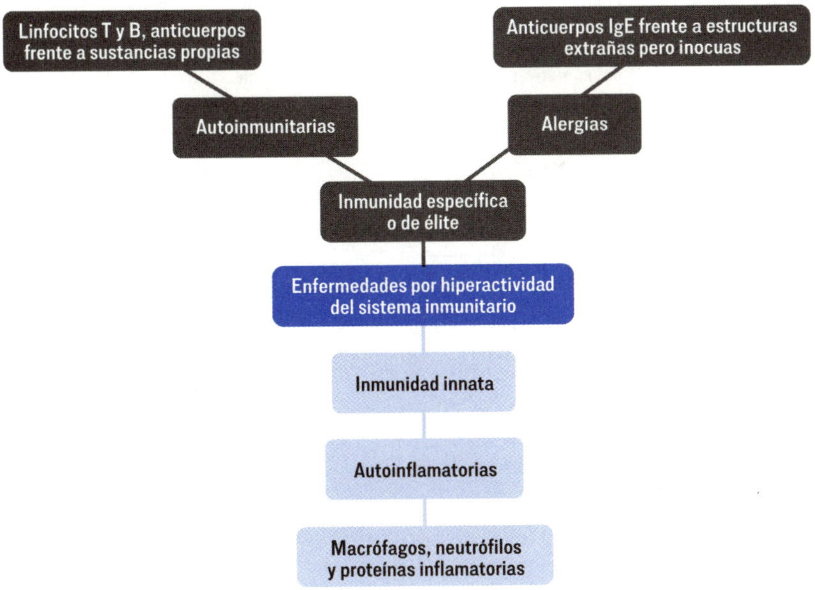

ESPECTRO DE ENFERMEDADES AUTOINFLAMATORIAS Y AUTOINMUNITARIAS

AUTOINFLAMACIÓN → AUTOINMUNIDAD

Enfermedades autoinflamatorias monogénicas raras	Enfermedades autoinflamatorias poligénicas	Enfermedades de patrón mixto	Enfermedades autoinmunes poligénicas clásicas	Enfermedades autoinmunes monogénicas raras
CAPS, FMF, TRAPS, HIDS, PAPA, Síndrome de Blau	Enfermedad de Crohn, colitis ulcerativa Enfermedades degenerativas Gota Algunas categorías de artritis reactiva y psoriasis... Y MUCHAS MÁS	Espondilitis anquilosante Artritis reactiva Psoriasis / artritis psoriática Síndrome de Behçet Uveítis (asociada a HLA-B27)	Artritis reumatoide Uveítis autoinmune Enfermedad celíaca Cirrosis biliar primaria Gastritis autoinmune / anemia perniciosa Enfermedad tiroidea autoinmunitaria... Y MUCHAS MÁS	ALPS, IPEX, APECED

CAPÍTULO 2

Defensas exageradas: una mirada integral a la alergia

Las alergias son una reacción exagerada del sistema inmunitario frente a sustancias que normalmente son inofensivas. Las sustancias que nos causan alergia se denominan **alérgenos.** Pueden ser pólenes, ácaros (bichitos microscópicos que viven en el polvo doméstico), epitelios de animales, ciertos alimentos, medicamentos... Cuando una persona alérgica entra en contacto con un alérgeno, su sistema inmunitario responde produciendo anticuerpos que desencadenan una serie de reacciones en el organismo, manifestándose en diversos síntomas que afectan principalmente a la piel, las vías respiratorias y el sistema digestivo, y que pueden variar desde una irritación leve hasta una reacción potencialmente mortal conocida como **anafilaxia.**

El *shock* anafiláctico es una reacción alérgica extremadamente grave que afecta a todo el organismo y que se produce a los pocos minutos de haber estado expuesto al alérgeno. Afecta a la piel (picor generalizado), a las vías respiratorias (mareos y dificultad para respirar) y al sistema gastrointestinal y cardiovascular.

El primer contacto con lo que nos produce alergia es silencioso

Las alergias surgen cuando el sistema inmunitario identifica erróneamente los alérgenos como si fueran peligrosos. En el primer contacto con esta sustancia no nos enteramos de nada, ya que el sistema inmunitario produce unos **anticuerpos especiales (llamados IgE)** que permanecen alerta respecto a ese alérgeno en particular. Y tenemos unas células en las zonas de entrada de nuestro cuerpo (en la mucosa digestiva y respiratoria, por ejemplo) que son grandes sacos de histaminas, entre otras sustancias inflamatorias. Estas células saco (llamadas **mastocitos**) son capaces de capturar los anticuerpos IgE en su superficie. Y se quedan en las murallas del cuerpo, vigilantes.

Cuando esa misma sustancia que nos da alergia entra por segunda vez, los anticuerpos la reconocen y mandan señales de activación a las células saco. Las células liberan de modo masivo sustancias químicas del sistema inmunitario, como la histamina, y se desencadena un proceso inflamatorio instantáneo (por eso lloramos, estornudamos y moqueamos de inmediato al contacto con el polen que nos da alergia, por ejemplo).

El proceso alérgico involucra una serie de células y moléculas del sistema inmunitario, siendo los linfocitos los protagonistas. Los primeros que responden de modo equivocado son los linfocitos T, que son los directores de la orquesta inmunitaria. Estos darán instrucciones a los linfocitos B para que produzcan los anticuerpos específicos de la alergia: los IgE. Y estos anticuerpos pueden ser capturados por las células saco en las vías de entrada del cuerpo, así como por los basófilos, que son unos de los leucocitos de nuestra sangre.

¿Por qué hay un aumento en las alergias?

En las últimas décadas, se ha observado un incremento notable en la incidencia de enfermedades alérgicas. Hoy en día, **más del 25 % de la población sufre de algún tipo de alergia** y la OMS ha estimado que para el año 2050, un 50 % de la población tendrá algún tipo de enfermedad alérgica. Este aumento se atribuye a varios factores:

- **Mejora de los métodos diagnósticos.** Contamos con técnicas de diagnóstico de la alergia mucho más eficaces y cada vez —además— se diagnostican a edades más tempranas.

- **Aparición de nuevos alérgenos,** derivados de una vida más urbana, industrial y tecnificada.
- **Reorientación del sistema inmunitario.** Vivimos en un mundo cada vez más estéril de microbios (con lavavajillas antibacterias, por ejemplo), los niños ya no juegan apenas en tierra donde hubo animales, sino en superficies de corcho estériles. Todo esto hace que en la infancia no se entrenen las defensas como era de esperar: por ejemplo, apenas hay infestaciones por gusanos, como las lombrices. Y esta es una de las causas por las que herramientas inmunitarias como los anticuerpos IgE han cambiado su modo de acción.
- **Mayor exposición a contaminantes ambientales** que alteran la respuesta inmunitaria.
- **Cambios en la alimentación e introducción de alimentos procesados,** ricos en conservantes y colorantes artificiales, que pueden influir en el desarrollo de alergias.
- **Estrés.** Vivimos de un modo muy acelerado y ya hemos visto que el estrés y la ansiedad disparan mediadores químicos que pueden alterar el sistema inmunitario y ser un factor de desarrollo de enfermedades alérgicas.
- **Alteraciones en la composición de la microbiota** debido a una higiene excesiva y al uso de antibióticos, lo que reduce la exposición a bacterias beneficiosas necesarias para el desarrollo de una respuesta inmunitaria equilibrada.

Factores de predisposición, tipos y síntomas de la alergia

Como hemos dicho, las alergias son multifactoriales. A los anteriores factores hay que añadir los **antecedentes familiares** de alergias o asma, la **edad** (el sistema inmunitario en la infancia no ha madurado del todo y suele reaccionar de un modo muy intenso) o **ser mujer** (las enfermedades por exceso de respuesta inmunitaria son más frecuentes en el sexo femenino, como ya explicamos). Incluso el hecho de **tener otra alergia** es un factor de riesgo: no es extraño encontrar personas que tienen simultáneamente alergias a sustancias muy diferentes, como el pelo o la caspa de gato y el polen de gramíneas.

Los alérgenos

Los alérgenos pueden clasificarse según la vía de entrada en nuestro cuerpo:

- **Inhalantes o neumoalérgenos.** Estos alérgenos, presentes en el aire, afectan principalmente a los bronquios, la nariz y los ojos.
- **Contactantes.** Entran en contacto con la piel y pueden causar urticaria o dermatitis de contacto.
- **Por ingestión o inoculación** (alimentos, medicamentos y veneno de insectos). Pueden causar reacciones alérgicas agudas como la anafilaxia.

Entre los alérgenos más comunes se encuentran:

- **Alérgenos aéreos,** como los pólenes de cientos de plantas, la caspa de mascotas (también de animales no domésticos, pero no son tan frecuentes), los ácaros del polvo y el moho.
- **Ciertos alimentos,** especialmente los cacahuetes, los frutos secos, el trigo, la soja, el pescado, los mariscos, los huevos y la leche.
- **Venenos de insectos,** como los de las abejas o las avispas.
- **Medicamentos,** en especial la penicilina o antibióticos basados en esta.
- **Sustancias de contacto,** como el látex, que pueden causar reacciones alérgicas en la piel.

Tipos y síntomas de las alergias

La **alergia respiratoria** es la más frecuente. Abarca distintas manifestaciones:

- **Rinitis alérgica** (rinoconjuntivitis, si afecta a nariz y ojos). Se caracteriza por estornudos, picazón en la nariz y los ojos, secreción nasal transparente o blanquecina y congestión por obstrucción nasal. Afecta a un 25 % de la población y es una de las alergias más comunes. En los individuos con alergia al polen, la enfermedad será estacional. En cambio, en personas que tienen alergia a los ácaros o la caspa de los animales, el proceso se produce en cualquier momento del año.

- **Asma alérgica.** Los síntomas incluyen tos seca persistente, dificultad y pitidos al respirar, y opresión en el pecho (sensación de ahogo). Un 80 % de los casos de asma son de origen alérgico.

Respecto a la **alergia a ciertos alimentos,** los síntomas varían desde hormigueo y picor en la boca y la garganta, hinchazón de labios y garganta, hasta urticaria y angioedema (inflamación aparatosa y visible habitualmente en la cara, párpados, labios u orejas). Pueden también presentarse trastornos gastrointestinales, como náuseas, vómitos y dolor abdominal.

Alrededor del 2-3 % de la población sufre de alergias alimentarias.

La **alergia a medicamentos** se manifiesta con erupciones cutáneas, picazón, urticaria y (potencialmente) anafilaxia. Las reacciones pueden variar entre muy leves y severas. Hay múltiples medicamentos que producen alergia, o componentes de los excipientes de diferentes preparados, pero los más comunes incluyen antibióticos como la penicilina. Es el tercer tipo de alergia más frecuente y afecta a un 0,5 % de la población.

Entre los síntomas de la **alergia a picaduras de insectos** se incluyen hinchazón gigante en el lugar de la picadura, picazón generalizada, urticaria, tos, opresión en el pecho y anafilaxia. Las picaduras de abejas y avispas son las más frecuentes.

Por último, la **dermatitis alérgica de contacto** está provocada por el contacto directo con alérgenos como metales, cosméticos y productos químicos o derivados del caucho, resultando en enrojecimiento, picazón y vesículas en la piel.

Diagnóstico y tratamiento de las alergias

El diagnóstico de las alergias incluye la realización de una historia clínica detallada y diversas pruebas.

PRUEBAS DIAGNÓSTICAS DE LA ALERGIA

Pruebas cutáneas	Pruebas de punción (*prick test*), con las que se inoculan pequeñas cantidades de alérgenos comunes. Una reacción positiva (se aprecia a los 20 minutos de la punción) genera un bulto elevado (roncha) en el lugar de la prueba
Análisis de sangre	Miden la cantidad exacta de anticuerpos IgE que circulan por nuestra sangre. Ayuda a evaluar la sensibilidad a posibles alérgenos
Pruebas de provocación	Exposición controlada a posibles alérgenos (como alimentos) para observar reacciones bajo supervisión médica. Este tipo de pruebas solo se hacen en los servicios de alergia de los hospitales

Los tratamientos son personalizados y podemos destacar los siguientes:

Tratamiento preventivo

Se basa en la evitación de los alérgenos. Identificar y evitar los desencadenantes de la alergia es crucial para prevenir las reacciones y disminuir los síntomas. Para poder hacerlo, tenemos que tener un diagnóstico confirmado de las sustancias que nos producen la alergia.

Es, sin duda, el mejor tratamiento, pero no siempre es posible.

- Los **alérgicos al polen,** durante las temporadas de polinización, deben permanecer, en la medida de lo posible, en lugares con puertas y ventanas cerradas. Si tienen que salir a la calle o a una zona con plantas a cuyo polen son alérgicos, utilizar gafas grandes para proteger los ojos del impacto del polen y llevar una mascarilla que cubra bien la nariz y la boca para evitar inhalar el polen.

- Los **alérgicos al epitelio de alguna mascota** tienen que limitar al máximo el contacto con ese animal.
- Los **alérgicos a los ácaros del polvo** tienen que evitar que el polvo se acumule, tener la casa muy limpia, con pocas alfombras o cortinas, o utilizar telas hipoalergénicas Hay que mimar mucho la higiene doméstica.
- Los **alérgicos al moho** deben vigilar la humedad en zonas como el baño y la cocina, usando extractores de aire y deshumidificadores, así como reparar las filtraciones dentro y fuera del hogar.
- Los **alérgicos a alimentos** tienen que evitar ingerir aquellos que les producen alergia. Es importantísimo revisar las etiquetas de todos los productos alimenticios que se vayan a ingerir. En la actualidad, todo restaurante que se precie tiene una carta de sus platos indicando qué alérgenos contiene cada uno. No es necesario que limitemos nuestra vida social, pero sí que seamos muy meticulosos en la alimentación.
- Además, es fundamental **evitar al máximo las sustancias irritantes,** como el tabaco y la contaminación. No se debe fumar en el hogar ni en el coche si tenemos niños con alergias respiratorias, incluso si ellos no están presentes. La contaminación ambiental no solo altera la composición

de algunos pólenes, haciéndolos más agresivos o alergénicos, sino que también puede dañar las vías respiratorias y agravar el daño causado por la inflamación alérgica.

Tratamiento de los síntomas

Se realiza a través de la medicación. Hoy en día existe un buen arsenal farmacológico para abordar las diferentes situaciones y síntomas de la alergia. Estos incluyen:

- **Antihistamínicos, descongestionantes y estabilizadores de mastocitos.** Alivian los síntomas de rinitis y urticaria. Disponibles en forma de pastillas, jarabes, colirios para los ojos y atomizadores nasales.
- **Corticoides.** Reducen la inflamación en caso de asma y dermatitis. Disponibles en comprimidos, aerosoles nasales (para la congestión), inhaladores (para el asma), colirios y cremas tópicas (para el tratamiento de la piel).
- **Fármacos biológicos bloqueantes de IgE.** Bloquean estos anticuerpos indeseados. Se utilizan en casos muy graves que no responden a otros fármacos ya mencionados.
- **Epinefrina de emergencia.** Utilizada para tratar anafilaxias, se administra a través de un bolígrafo autoinyector y es esencial para reacciones alérgicas graves.

Tratamiento curativo: inmunoterapia

Es realmente la única cura posible. Se basa en el uso de herramientas inmunitarias para contrarrestar el exceso de reacción inmunitaria. Es el único de todos los tratamientos que modifica el avance y el curso de la enfermedad alérgica. Consiste en una serie de inyecciones de extractos de alérgenos purificados o comprimidos sublinguales para reducir de modo paulatino la sensibilidad del sistema inmunitario a los alérgenos (en algunos contextos, los llaman vacunas para la alergia) y que acabemos tolerando el alérgeno. Las dosis de exposición van aumentando, y contempla periodos de inmunoterapia de entre tres y cinco años. Siempre se realiza con supervisión médica.

La vida cotidiana de una persona alérgica

Inicialmente nadie sabe que es alérgico, pues —como hemos explicado— en la primera reacción inmunitaria no notamos ningún efecto. Es la reacción que se llama de «sensibilización» y que carga nuestras células saco de las vías de entrada con la indeseada inmunoglobulina tipo E a la espera de un nuevo contacto.

Lo más importante cuando suframos la primera reacción alérgica es que nos pongamos en manos de los profesionales sanitarios.

Nuestros médicos de familia nos remitirán a un servicio de alergia para que nos hagan la historia clínica y el diagnóstico, mediante las pruebas correspondientes. Resulta clave saber a qué sustancias concretas somos alérgicos.

Las alergias pueden mejorar con la edad, aunque algunas personas continúan presentando síntomas toda su vida. También es bastante habitual que los alérgicos vayan sufriendo cambios en el perfil de las sustancias desencadenantes, por lo que el seguimiento médico de síntomas y terapia es imprescindible. La educación del paciente es crucial para el manejo efectivo de las alergias.

Ten estos dos consejos muy presentes...

Si todavía no sabes la sustancia que desencadena tu alergia, utiliza un diario. Registra tus actividades, comidas y síntomas para ayudar a tu médico a identificar los desencadenantes.

Si ya estás diagnosticado, usa un brazalete de alerta médica, especialmente si has tenido reacciones alérgicas graves, para advertir a los demás en caso de emergencia.

Además, sigue estas indicaciones —basadas en el protocolo de la Clínica Mayo— para reducir los alérgenos en cada habitación de tu casa.

- **Suelos.** Sustituye las alfombras por pisos de madera, azulejos o linóleo. Si usas alfombras, elige las de pelo corto y límpialas semanalmente con una aspiradora con filtro HEPA.
- **Cortinas y persianas.** Usa cortinas lavables de algodón o tela sintética y persianas tipo rodillo.

- **Paredes.** Evita los papeles pintados y las maderas, y usa piedra, azulejos o pintura antimoho, según la estancia.
- **Ventanas.** Mantén las ventanas cerradas y utiliza aire acondicionado en temporada de polen. Limpia el moho y la condensación en marcos y alféizares.
- **Mobiliario.** Opta por muebles de cuero, madera, metal o plástico y evita los tapizados.
- **Desorden.** Minimiza el polvo eliminando adornos y almacenando juguetes y peluches en recipientes de plástico. Lava los platos a diario y limpia moho y restos de alimentos.
- **Cama y ropa de cama.** Protege almohadas, colchones y somieres con fundas antiácaros. Lava sábanas y mantas semanalmente con agua caliente al menos a 54 °C. Opta por materiales sintéticos en lugar de lana o plumas.
- **Mascotas.** Mantén a las mascotas fuera del dormitorio y báñalas semanalmente. Si eres alérgico a perros, gatos..., no los adoptes. Si lo acabas de descubrir y no puedes reubicar a tu mascota, considera mantenerla fuera, si el clima lo permite.
- **Filtración de aire.** Si usas aire acondicionado para dormir, que tenga un filtro HEPA y dirígelo hacia tu cabeza en la medida de lo posible. En la cocina, instala un extractor de aire para eliminar vapores y reducir humedad.
- **Plantas.** Considera reubicar las plantas o cubre la tierra con grava.
- **Chimeneas.** Evita usar chimeneas o estufas a leña; opta por chimeneas de gas natural.

- **Refrigerador.** Limpia la humedad excesiva y deshazte de los alimentos caducados. Limpia la bandeja de goteo y los sellos de goma.
- **Alacenas y encimeras.** Limpia con detergente y agua. Revisa filtraciones bajo el fregadero.
- **Restos de comida.** Usa recipientes con tapas y vacíalos a diario para evitar plagas.
- **Baño.** Seca la bañera después de usarla y limpia el moho regularmente tanto en la bañera como en el inodoro y el lavabo. Retira el moho y repara las filtraciones.
- Si tienes **sótano,** repara las filtraciones o los daños por agua, usa un deshumidificador y límpialo regularmente, guarda los artículos almacenados en recipientes de plástico y ventila regularmente.

La siguiente tabla incluye otras recomendaciones para la higiene doméstica que te permitirán minimizar los problemas de alergia.

RECOMENDACIONES PARA LA HIGIENE DOMÉSTICA EN CASO DE ALERGIAS

Temperatura y humedad	Mantén la temperatura a 20-22 °C y la humedad por debajo del 50 %. Limpia o reemplaza los filtros HEPA mensualmente
Plagas	Controla cucarachas y ratones con trampas o llama a profesionales si es necesario
Moho	Usa el aire acondicionado y el deshumidificador. Elimina materiales contaminados y limpia con solución de lejía

Limpieza semanal	Limpia con una mopa húmeda y aspira con filtros HEPA. Usa un paño húmedo para otras superficies
Tabaco	No fumes dentro de casa y prohíbeselo a tus invitados

Con estas medidas, tu hogar será más saludable y libre de alérgenos.

¿Y si tengo síntomas graves?

Cuando una persona sospeche que puede estar entrando en anafilaxia, debe acudir de modo inmediato a urgencias. Los síntomas son: picor repentino generalizado o localizado en palmas de manos y plantas de pies; aparición de habones, ronchas o motitas rojas (urticaria); síntomas de ahogo o tos intensa; sensación de mareo y aparición de náuseas y vómitos con dolor de abdomen y a veces —pero no necesariamente— diarrea; brote repentino de angioedema (hinchazón muy aparatosa en cara, labios, cejas, orejas) o hinchazón de las extremidades que limita incluso la movilidad.

Todos estos síntomas pueden ser indicativos de anafilaxia y el paciente tiene que ser atendido en urgencias de forma inmediata.

La inyección de epinefrina se usa junto con el tratamiento médico de urgencia para tratar reacciones alérgicas potencialmente mortales.

Si eres alérgico y corres el riesgo de sufrir *shock* anafiláctico, debes llevar al menos dos autoinyectores siempre en el bolso.

Un *shock* anafiláctico no tratado a tiempo puede tener consecuencias fatales. Por lo tanto, **es crucial llamar a emergencias** y recibir atención médica inmediatamente.

Un profesional de la salud te enseñará a usar el autoinyector de epinefrina. Es esencial obtener el tipo específico que tu médico te recete, ya que los métodos de inyección pueden variar entre marcas. Además, has de llevar más de un autoinyector, ya que a veces una dosis no es suficiente, y asegurarte de reemplazar la epinefrina de emergencia antes de que caduque.

LOS MECANISMOS DE LA ALERGIA Y CONSECUENCIAS DE LA LIBERACIÓN DE HISTAMINA

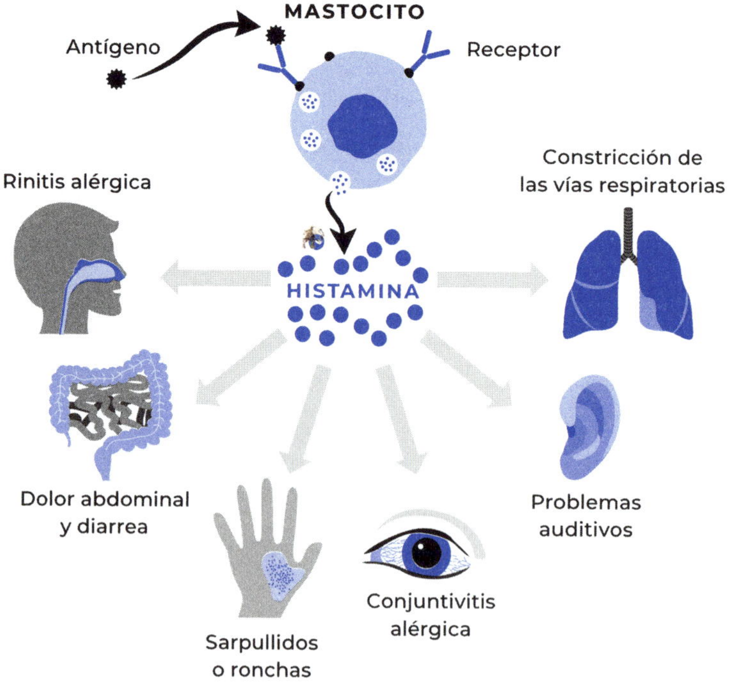

FLUJO DEL DIAGNÓSTICO Y TERAPIA DE LAS ALERGIAS

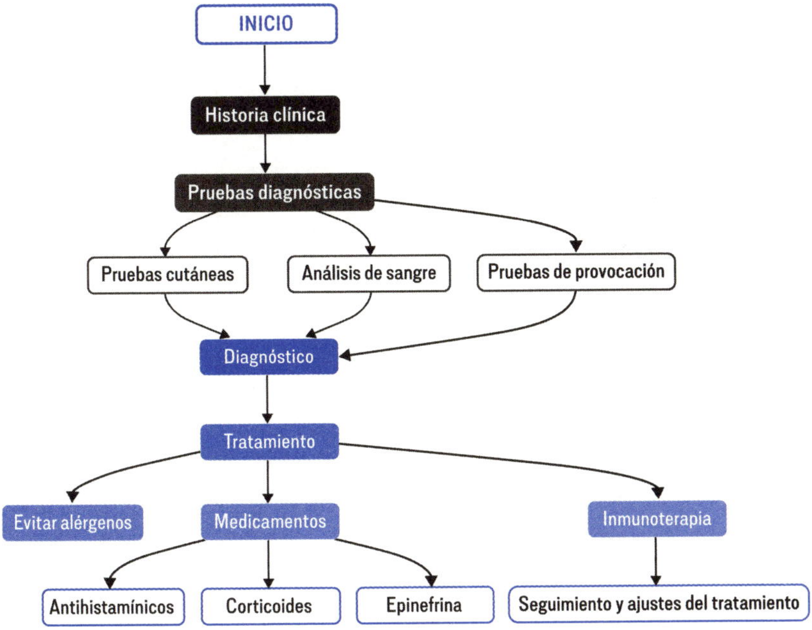

TABLA COMPARATIVA DE TIPOS DE ALERGIAS

Tipo de alergia	Características	Síntomas	Tratamiento
Alergia respiratoria	Afecta las vías respiratorias, nariz y ojos	Estornudos, picazón, secreción nasal, congestión, tos, dificultad para respirar	Antihistamínicos, descongestionantes, corticoides, evitar alérgenos
Alergia alimentaria	Reacción a ciertos alimentos	Hormigueo, hinchazón, urticaria, náuseas, vómitos, anafilaxia	Evitación de alimentos, antihistamínicos, epinefrina, inmunoterapia
Alergia a medicamentos	Reacción a medicamentos específicos	Erupciones, picazón, urticaria, anafilaxia	Evitación de medicamentos, antihistamínicos, corticoides, epinefrina
Alergia a picaduras de insectos	Reacción a picaduras de insectos	Hinchazón, picazón, urticaria, dificultad para respirar, anafilaxia	Evitación de picaduras, antihistamínicos, corticoides, epinefrina
Dermatitis de contacto	Reacción al contacto con ciertos materiales	Enrojecimiento, picazón, vesículas en la piel	Evitación de contacto, antihistamínicos, corticoides, cremas tópicas

CAPÍTULO 3

Defensas venidas abajo: inmunodeficiencias

Las inmunodeficiencias comprenden el conjunto de trastornos en los cuales el sistema inmunitario del cuerpo no funciona correctamente, lo que lleva a una susceptibilidad aumentada a infecciones y enfermedades. Estos fallos pueden ser **parciales o totales,** y según su origen pueden ser de **carácter hereditario o adquirido,** y afectan a personas de **todas las edades.**

Las inmunodeficiencias se dividen en dos categorías principales: **inmunodeficiencias primarias e inmunodeficiencias secundarias.** Las primarias son generalmente de origen genético y están presentes desde el nacimiento, mientras que las secundarias se desarrollan como resultado de factores externos, como infecciones, tratamientos médicos o desnutrición.

Inmunodeficiencias primarias

Las inmunodeficiencias primarias (IDP) son el resultado de mutaciones en los genes que controlan el desarrollo y la función del sistema inmunitario. Estas mutaciones pueden ser heredadas de uno o de ambos padres, o pueden tener lugar *ex novo* en el paciente. La historia familiar de infecciones recurrentes o graves puede ser un indicio importante para su correcto diagnóstico.

Las inmunodeficiencias primarias son, generalmente, trastornos hereditarios que afectan a diferentes componentes del sistema inmunitario.

Pueden clasificarse de diversas maneras, pero la más común distingue la parte del sistema inmunitario que se ve afectada por el fallo genético.

1. **Inmunidad humoral.** Los defectos genéticos afectan a los linfocitos B, que son las células de élite encargadas de producir anticuerpos (inmunoglobulinas) para neutralizar microbios dañinos.
2. **Inmunidad celular.** Los defectos genéticos afectan a los linfocitos T, que ayudan a detectar y destruir células infectadas o anormales.
3. **Inmunidad combinada.** Afecta tanto a linfocitos B como a linfocitos T, resultando en una incapacidad para organizar respuestas inmunitarias efectivas.
4. **Fagocitosis.** Implica defectos en las células fagocíticas (como los neutrófilos y macrófagos), que ingieren y destruyen microorganismos.

5. **Sistema de complemento,** formado por proteínas que ayudan a las células inmunitarias a destruir patógenos y a activar otras partes del sistema inmunitario.

Se han identificado más de trescientos tipos de IDP, algunas de las cuales se manifiestan desde el nacimiento o la infancia, mientras que otras pueden no ser evidentes hasta la edad adulta. Entre las más comunes, se incluyen:

- **Déficit de inmunoglobulina A (IgA).** Es la inmunodeficiencia genética más común de todas y también la más leve. Muchas veces, los individuos que lo padecen no son conscientes de ello. Este anticuerpo, recordemos, es el que nos defiende en la superficie de las mucosas de nuestros organismo. Al faltar, su función es realizada por otros anticuerpos.
- **Agammaglobulinemia.** Falta casi absoluta de anticuerpos debido a un defecto genético en los linfocitos B.
- **Inmunodeficiencia común variable.** Implica niveles bajos de inmunoglobulinas con infecciones recurrentes y problemas autoinmunitarios.
- **Síndrome de DiGeorge.** Deficiencia de células T debido a una malformación del timo.
- **Deficiencia de adhesión leucocitaria.** Los leucocitos no pueden migrar adecuadamente a los sitios de infección, causando infecciones recurrentes.

Los **síntomas** de las IDP varían ampliamente, dependiendo del tipo específico de inmunodeficiencia, pero generalmente se incluyen:

- Infecciones recurrentes (que se repiten una y otra vez o duran más de lo normal).
- Infecciones graves por bichos raros o poco habituales.
- Neumonías frecuentes.
- Diarreas crónicas o persistentes.
- Problemas en la piel: eccemas, abscesos o infecciones que no curan bien.
- Ganglios inflamados sin motivo claro.
- Alergias o enfermedades autoinmunitarias desde edades tempranas (fundamentalmente la anemia o trombocitopenia autoinmunes, y problemas tiroideos).
- Crecimiento más lento de lo normal.
- Fatiga constante, como si siempre faltaran fuerzas.

Inmunodeficiencias secundarias

Las inmunodeficiencias secundarias se desarrollan debido a factores externos que afectan a un sistema inmunitario previamente «normal». Entre sus causas más comunes, se incluyen:

- **Edad.** Como ya hemos visto, hay dos momentos en la vida (al nacer y en la tercera edad) en los que el sistema inmunitario no funciona al cien por cien. Aunque tenemos una inmunodeficiencia natural, es normal que a estas edades tengamos más infecciones.

- **Alteraciones genéticas** que, «de rebote», afectan a nuestras defensas. Por ejemplo, los niños con el síndrome de Down (tres copias del cromosoma 21) tienen un mayor número de infecciones.
- **Enfermedades infecciosas (como el VIH/sida).** El VIH destruye las células T colaboradoras (que son justamente las que coordinan todas las defensas de élite del cuerpo humano), debilitando gravemente el sistema inmunitario. Es —sin duda— la inmunodeficiencia secundaria más frecuente. Sin tratamiento, el VIH puede desembocar en sida, dejando al individuo extremadamente vulnerable a infecciones oportunistas y ciertos tipos de cáncer.
- **Tratamientos médicos (quimioterapia, inmunosupresores).** Estos tratamientos (desde unos sencillos corticoides a una compleja quimioterapia) suprimen la función inmunitaria, haciendo al cuerpo más susceptible a infecciones.
- **Desnutrición.** La falta de nutrientes (proteínas, vitaminas y minerales esenciales) puede debilitar y comprometer la capacidad del sistema inmunitario para combatir infecciones.
- **Ansiedad y estrés.** Los trastornos psicológicos que conducen a la producción de niveles elevados de cortisol producen una supresión de la respuesta inmunitaria.

Los individuos con inmunodeficiencias secundarias pueden presentar **síntomas similares a los de las IDP:**

- **Infecciones frecuentes y graves,** como neumonías, infecciones de los senos paranasales y otitis media.
- **Infecciones oportunistas** que son raras en individuos con un sistema inmunitario normal.
- **Síntomas específicos de la enfermedad subyacente,** como pérdida de peso y fiebre crónica en el caso del VIH/sida.
- **Problemas autoinmunitarios,** como artritis reumatoide o lupus, que pueden desarrollarse en personas con inmunodeficiencias.

> Tanto en el caso de las inmunodeficiencias primarias como secundarias, **un diagnóstico precoz es esencial** para el manejo adecuado de estas enfermedades y para reducir el riesgo de complicaciones serias.

Poner etiquetas diagnósticas a las inmunodeficiencias

Las inmunodeficiencias han estado durante mucho tiempo infradiagnosticadas, porque son enfermedades raras y se han pasado por alto en muchas consultas médicas.

En las últimas décadas, y gracias a una fundación privada americana (la Jeffrey Modell Foundation, que toma su nombre

INMUNODEFICIENCIAS PRIMARIAS

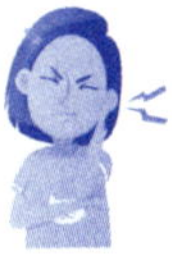

1 OTITIS

Ocho o más infecciones de oído (otitis) en un solo año.

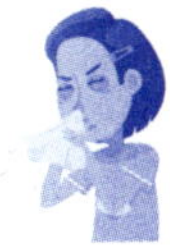

2 SINUSITIS

Dos o más sinusitis graves en un año.

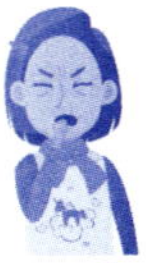

3 ANTIBIÓTICOS

Dos o más meses tomando antibióticos con poca mejoría.

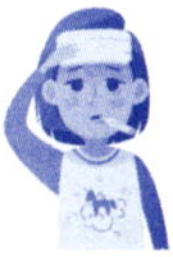

4 NEUMONÍA

Dos o más infecciones pulmonares (neumonías) en un año.

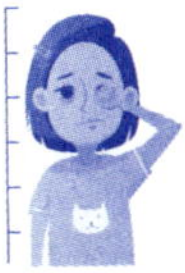

5 CRECIMIENTO

Dificultades para crecer o aumentar de peso normalmente.

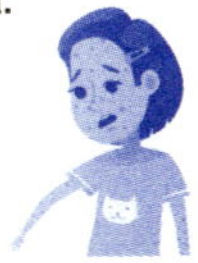

6 ABSCESOS

Abscesos (colección de pus) recurrentes por debajo de la piel o en órganos.

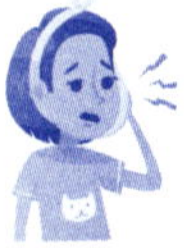

7 AFTAS

Infección por hongo (Candidiasis / muguet) persistente en la boca o en la piel después del año de vida.

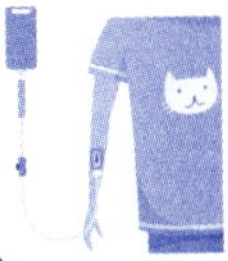

8 ANTIBIÓTICOS

Necesidad de antibióticos endovenosos para curar una infección.

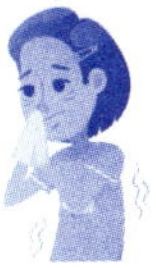

9 INFECCIONES

Dos o más infecciones profundas o severas.

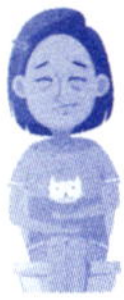

10 DIARREA

Diarrea persistente o crónica con pérdida de peso de causa no conocida.

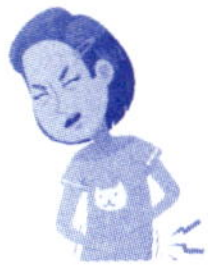

11 AUTOINMUNIDAD

Episodio o enfermedad autoinmune (ataque inmune a algo propio del cuerpo).

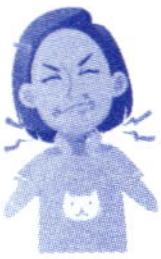

12 HERPES

Ciertas infecciones virales a repetición (Herpes, Condilomas).

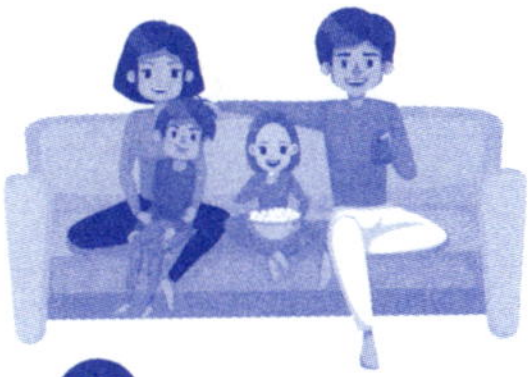

13 ANTECEDENTES

Antecedentes familiares de inmunodeficiencia primaria.

Nota:
Esta colección de 13 síntomas fueron 10 inicialmente, formulados por la Fundación Jeffrey Model. La coincidencia en un niño de 2 o más de estas situaciones, debe hacer sospechar a sus pediatras y a sus enfermeras de una inmunodeficiencia primaria.

Relación de síntomas para el diagnóstico de una inmunodeficiencia primaria de un niño que murió de inmunodeficiencia primaria) se ha establecido un **decálogo de signos de alarma** que se ha distribuido por el mundo entero en todos los idiomas. Es una guía para que a ningún médico de familia, pediatra o médico de urgencias se le pase por alto la posibilidad del diagnóstico de una inmunodeficiencia.

El primer paso en el diagnóstico de una inmunodeficiencia es realizar una **historia clínica detallada** y un **examen físico exhaustivo.** El médico preguntará sobre:

- Frecuencia y severidad de las infecciones.
- Historial familiar de inmunodeficiencias o infecciones recurrentes.
- Presencia de enfermedades autoinmunitarias.
- Tratamientos médicos actuales o previos, como quimioterapia o inmunosupresores.

El **examen físico** puede revelar signos como ganglios linfáticos agrandados, esplenomegalia (aumento del tamaño del bazo) y signos de infecciones recurrentes.

Asimismo, las **pruebas de laboratorio** son esenciales para confirmar el diagnóstico y determinar la causa subyacente de la inmunodeficiencia.

PRUEBAS DE LABORATORIO COMUNES EN CASO DE INMUNODEFICIENCIA

Hemograma completo	Evalúa la cantidad y calidad de los diferentes tipos de células sanguíneas. Un conteo bajo de glóbulos blancos puede indicar una inmunodeficiencia
Niveles de inmunoglobulinas	Medir los niveles de inmunoglobulinas (anticuerpos) en la sangre ayuda a identificar deficiencias en la producción de anticuerpos
Análisis de linfocitos	Analiza los diferentes tipos de células T y B para identificar posibles defectos
Estudios genéticos masivos	Pueden identificar mutaciones genéticas específicas asociadas con IDP. Hoy en día, con las técnicas de secuenciación de nueva generación, se pueden secuenciar en bloque cientos de genes y dar con el causante de la enfermedad en tiempo récord

Las **técnicas de imagen,** como las radiografías, las tomografías computarizadas y las resonancias magnéticas, pueden ser útiles para detectar infecciones ocultas, evaluar el tamaño y el estado de los órganos inmunitarios, como el timo y el bazo, y buscar signos de enfermedades autoinmunitarias.

Debemos tener en cuenta que el **diagnóstico temprano** de las inmunodeficiencias es crucial para implementar tratamientos adecuados y prevenir complicaciones severas. Un diagnóstico precoz permite:

- Comenzar **tratamientos** que puedan fortalecer el sistema inmunitario, como la terapia de reemplazo de inmunoglobulinas.

- **Prevenir** infecciones recurrentes y reducir los daños asociados.
- Proporcionar a los pacientes y sus familias una mejor **comprensión de la enfermedad** y enseñarles a manejarla efectivamente.
- Si la gravedad lo hace necesario, iniciar los **procedimientos curativos con la mayor brevedad posible** (trasplante o terapia de corrección genética).

Aunque a continuación trataremos más en detalle los tratamientos diferenciales en inmunodeficiencias primarias y secundarias, podemos avanzar que, en general, contemplan varios objetivos clave:

- **Prevenir infecciones** y reducir la incidencia de las recurrentes.
- **Tratar infecciones existentes.** Manejar rápidamente las infecciones cuando ocurren.
- **Fortalecer el sistema inmunitario.** Mejorar la función inmunitaria general del paciente.
- **Tratar otras patologías subyacentes.** Abordar y manejar cualquier enfermedad subyacente que pueda estar causando o exacerbando la inmunodeficiencia.

Tratamiento de las inmunodeficiencias primarias

Las terapias más frecuentes en IDP son las que se enumeran a continuación.

Terapia de reemplazo de inmunoglobulinas

Este tratamiento consiste en la administración de inmunoglobulinas (anticuerpos) obtenidas de donantes sanos. Las inmunoglobulinas pueden administrarse por dos vías:

- **Intravenosa.** Generalmente, se administra cada tres o cuatro semanas, y habitualmente se realiza en el hospital de día. Aunque es la forma más eficaz de administración, lógicamente, altera la vida de los niños que lo necesitan y se está estudiando más a fondo la terapia subcutánea.
- **Subcutánea.** Requiere ser administrada con más frecuencia, a menudo una vez por semana, y puede realizarse en casa después de la formación adecuada de los pacientes o de sus tutores.

Trasplante de células madre de la sangre

En casos graves de inmunodeficiencia, un trasplante de células madre de la sangre puede ofrecer una cura potencial. Este procedimiento implica reemplazar las células madre defectuosas del paciente con células madre sanas de un donante compatible. Las células se pueden obtener de la médula ósea del donante o de la propia sangre (en este caso, hay que hacerlas salir a la sangre previamente con tratamiento farmacológico). También se pueden obtener de muestras de cordón umbilical.

Antes del trasplante, los pacientes generalmente deben someterse a quimioterapia o radioterapia para eliminar sus células inmunitarias defectuosas. Esto los deja temporalmente más vulnerables a infecciones, por lo que se requiere un ambiente altamente controlado durante el proceso.

Terapia génica

Es una opción emergente que implica la corrección de genes defectuosos en las células del paciente. Las células madre del paciente se extraen, se modifican genéticamente en el laboratorio para corregir el defecto genético y luego se reintroducen en el cuerpo.

Aunque todavía está en las fases experimentales para muchas inmunodeficiencias, la terapia génica ha mostrado resultados prometedores en algunas dolencias específicas, como la inmunodeficiencia combinada severa ligada al sexo (también conocida como enfermedad de los niños burbuja).

Tratamiento de las inmunodeficiencias secundarias

Tratamiento de la enfermedad subyacente

El manejo efectivo de la enfermedad subyacente que causa la inmunodeficiencia es crucial. Por ejemplo, en el caso del VIH, la terapia antirretroviral (TAR) puede mejorar significativamente la función inmunitaria.

Para pacientes con cáncer, el tratamiento exitoso del tumor puede ayudar a restaurar la función inmunitaria.

Uso de antibióticos profilácticos

Los antibióticos pueden administrarse de forma preventiva para evitar infecciones recurrentes. Este enfoque es común en pacientes que tienen una susceptibilidad alta a infecciones bacterianas.

Cambios en el estilo de vida y en la nutrición

Como hemos insistido en páginas anteriores, mantener una dieta equilibrada y rica en nutrientes es esencial para apoyar la función inmunitaria. La deficiencia de vitaminas y minerales, como la vitamina D y el zinc, puede comprometer la respuesta inmunitaria.

El ejercicio regular y un descanso suficiente también son importantes para mantener un sistema inmunitario saludable.

Importancia de la investigación continua

La investigación continua en el campo de las inmunodeficiencias es crucial para el desarrollo de nuevos tratamientos y la mejora de los existentes. Algunos aspectos importantes de la investigación son estos:

- **Avances en la terapia génica.** La terapia génica ofrece la promesa de curas potenciales para muchas inmunodeficiencias primarias y continúa siendo un área activa de investigación. Ha mostrado resultados prometedores en el tratamiento de inmunodeficiencias primarias severas, como la inmunodeficiencia combinada severa (SCID).

Como se ha señalado ya, este tratamiento implica la modificación de genes defectuosos en las células madre del paciente, reintroduciendo estas células genéticamente corregidas en el cuerpo. Los pacientes con SCID, gracias a la terapia génica, han logrado desarrollar un sistema inmunitario funcional, que les permite llevar una vida normal sin las constantes amenazas de infecciones graves.

- **Desarrollo de nuevos tratamientos.** La investigación en nuevos fármacos y terapias puede ofrecer opciones adicionales. Es el caso, por ejemplo, de las vacunas para prevenir la infección por VIH, que aún no se ha obtenido, si bien hay múltiples ensayos clínicos en desarrollo. También se está trabajando en **inmunomoduladores** (fármacos que modulan la respuesta inmunitaria, incrementando la efectividad del sistema inmunitario para combatir infecciones sin causar daños a los tejidos propios) y **anticuerpos monoclonales** (anticuerpos diseñados en el laboratorio que se dirigen específicamente contra patógenos o células anómalas, ofreciendo tratamientos más precisos y con menos efectos secundarios).
- **Comprensión de los mecanismos inmunológicos.** La investigación básica en inmunología ayuda a comprender mejor cómo funciona el sistema inmunitario y cómo se pueden diseñar mejores intervenciones para corregir sus defectos.

Vivir con inmunodeficiencias

Vivir con una inmunodeficiencia puede ser un reto, pero con las estrategias adecuadas, es posible llevar una vida plena y activa. A continuación, propongo algunas estrategias muy importantes de autocuidado:

Prevención de infecciones

- **Mantener una higiene adecuada.** Lavarse las manos frecuentemente con agua y jabón, especialmente antes de comer y después de usar el baño.
- **Evitar el contacto con personas enfermas.** Mantener distancia con individuos que tengan infecciones respiratorias u otras enfermedades contagiosas.
- **Vacunación.** Mantenerse al día con las vacunas, siempre con **supervisión médica,** para determinar cuáles son seguras y necesarias. Las **vacunas inactivadas** o de fragmentos proteicos y nucleicos, generalmente, son efectivas y recomendables para personas con inmunodeficiencias; sin embargo, las **vacunas vivas atenuadas** (que contienen microbios vivos) pueden no ser seguras para todos los pacientes, y su uso debe ser evaluado cuidadosamente por un médico.

Apoyo emocional y psicológico

Vivir con una inmunodeficiencia puede tener un impacto significativo en la salud mental y emocional. Es importante abordar estos aspectos para mantener una buena calidad de vida.

Terapia y asesoramiento

Buscar **apoyo psicológico profesional** para manejar el estrés, la ansiedad y otros problemas emocionales derivados de padecer una enfermedad crónica, que además a veces obliga a buscar el aislamiento.

Grupos de apoyo

Unirse a grupos de apoyo y asociaciones puede ofrecer un espacio para compartir experiencias y obtener apoyo emocional de otros que entienden los desafíos de vivir con una inmunodeficiencia. Hay múltiples asociaciones nacionales e internacionales de personas con inmunodeficiencias primarias, así como de individuos VIH positivos.

A este respecto, existen numerosas organizaciones y comunidades que ofrecen recursos y apoyo a personas con inmunodeficiencias y sus familias:

- **Fundaciones y organizaciones.** Entidades como la Immune Deficiency Foundation y otras ofrecen información, recursos educativos y apoyo a través de programas y eventos. En España, tenemos la Asociación Española de Déficits Inmunitarios Primarios (Aedip), muy activa en todos los aspectos. Y en el plano de las inmunodeficiencias secundarias, por ejemplo, el Cesida coordina a nivel estatal los casos y recursos de VIH y sida, con presencia en todas las comunidades autónomas.
- **Comunidades en línea.** Participar en foros y redes sociales dedicados a las inmunodeficiencias puede proporcio-

nar una comunidad de apoyo y compartir consejos y experiencias.

Educación

Más allá de conocer las medidas preventivas, la educación es la herramienta más poderosa para las personas que viven con inmunodeficiencias. Informarse sobre la enfermedad y los avances en su tratamiento puede **empoderar a los pacientes y sus familias,** ayudándolos a tomar decisiones argumentadas sobre su salud y tener el mejor autocuidado posible.

Algunos aspectos importantes de la educación sobre la condición inmunodeficiente son los siguientes:

- **Comprensión básica.** Los pacientes deben conocer qué es una inmunodeficiencia, cómo afecta al sistema inmunitario y qué implica para su salud.
- **Reconocimiento de los síntomas.** Deben aprender a identificar los signos y síntomas de infecciones y otras complicaciones. Resulta especialmente crucial para obtener atención médica a tiempo.
- **Opciones de tratamiento.** Los pacientes y sus familiares deben conocer las diferentes terapias disponibles, sus beneficios y efectos secundarios. Este aspecto ayuda a colaborar con los médicos en la elección del mejor plan de tratamiento.

Cómo comunicarse eficazmente con el equipo médico

La comunicación clara y efectiva con el equipo médico es esencial para el manejo exitoso de una inmunodeficiencia. A continuación, se incluyen algunos consejos para mejorar la comunicación.

- **Preparar la consulta.** Antes de acudir a consulta, anotar dudas y preocupaciones, así como cualquier síntoma nuevo o los cambios detectados en la salud.
- **Claridad.** Expresar claramente los síntomas, incluso si parecen menores, y no dudar en pedir aclaraciones sobre cualquier término médico o recomendación que no se entienda durante la consulta.
- **Participación activa.** Participar en la toma de decisiones sobre el tratamiento, preguntando sobre las diferentes opciones y sus implicaciones.
- **Registro de información.** Mantener un registro de los tratamientos, medicamentos y citas médicas, así como de los resultados de las pruebas y diagnósticos.

Sea cual sea su enfermedad, **es importante que los pacientes conozcan y comprendan sus derechos,** entre los que se incluyen:

- **Derecho a una atención adecuada** (acceso a los mejores tratamientos disponibles y a recibir atención médica de calidad).
- **Derecho a la confidencialidad** de la información médica contenida en su historia clínica.
- **Derecho a una segunda opinión** sobre el diagnóstico y el tratamiento de su enfermedad.
- **Derecho a una participación informada** (a estar completamente informado sobre las opciones de tratamiento y a participar en las decisiones que afectan a su cuidado).

DIFERENTES SITUACIONES QUE NOS PUEDEN LLEVAR A SUFRIR INMUNODEFICIENCIAS

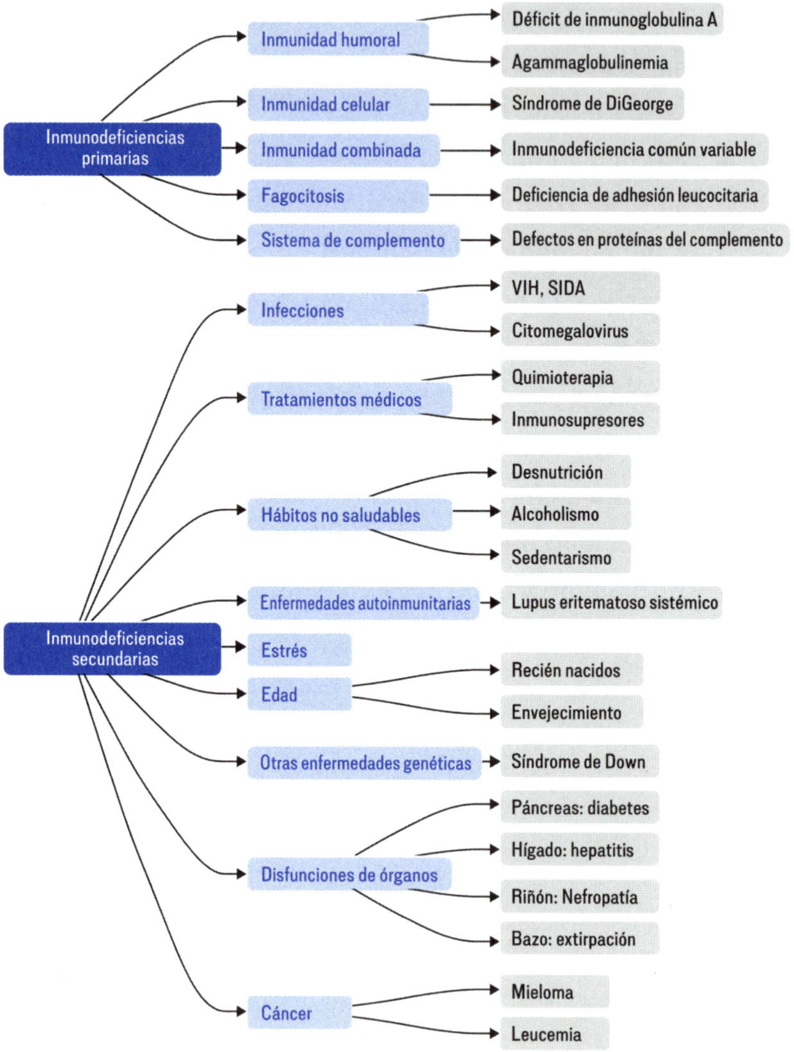

En el caso de las primarias (genéticas), diferentes defectos producen síndromes muy dispares. Aquí se pone un ejemplo de cada subtipo. En el caso de las secundarias (no genéticas), tal y como se explica en el texto, hay diversas situaciones que producen bajada de defensas. Aquí también se ponen ejemplos de las situaciones más habituales.

CAPÍTULO 4

Defensas que nos interesa apaciguar: la inmunosupresión

Ya hemos visto cómo se alteran las defensas en alergias, enfermedades autoinmunitarias e inmunodeficiencias. Ahora vamos a explorar qué sucede cuando las defensas están «tocadas», pero no tienen un problemas en sí mismas.

¡Bienvenido a un capítulo fascinante, donde exploraremos el complejo y crucial mundo de la inmunosupresión en personas que viven una enfermedad autoinmunitaria, con un tumor, o han recibido un trasplante! Vamos a desentrañar cómo funcionan estas terapias, sus efectos secundarios y las mejores estrategias para mantenernos sanos y fuertes.

¿Qué es la inmunosupresión?

La inmunosupresión, aunque suene a palabra sacada de una película de ciencia ficción, es una herramienta real y crucial en la medicina moderna. Básicamente, se trata de usar medicamentos para «apaciguar» tu sistema inmunitario, evitando que ataque elementos que no debería, como un órgano trasplantado o incluso partes del propio cuerpo en ciertas enfermedades.

La inmunosupresión va desde el uso de los tan conocidos corticoides, que se llevan utilizando décadas, a las complejas quimioterapias que reciben algunos pacientes con tumores.

La inmunosupresión nos sirve para...

- **Prevenir el rechazo de trasplantes.** Imagina que recibes un nuevo órgano (riñón, hígado, corazón...), pero tu sistema inmunitario piensa que es un invasor alienígena y lo ataca. Los inmunosupresores evitan este malentendido.
- **Controlar enfermedades autoinmunitarias.** Ya hemos visto que, en enfermedades como el lupus, el cuerpo se confunde y se ataca a sí mismo. La inmunosupresión nos ayuda a evitar este caos.
- **Manejo de tumores.** A veces, reducir la actividad del sistema inmunitario puede ser parte del tratamiento del cáncer para evitar que el cuerpo se pase de la raya. Y, en particular, en los trasplantes de precursores de la sangre hay que dar quimioterapias muy fuertes antes de realizarlos, lo que supone una inmunosupresión radical.

Tipos de rechazo en los trasplantes de órganos

Cuando se habla de trasplantes, hay tres tipos de rechazo que pueden suceder: hiperagudo, agudo y crónico. Cada uno se comporta como un «villano» diferente en nuestra historia.

- **Rechazo hiperagudo.** Este es el «villano» que aparece de inmediato, justo después del trasplante, incluso en la mesa del quirófano. Es ultrarrápido y muy furioso, pero, afortunadamente, bastante raro. Además, contamos con inmunólogos, que velan por que no suceda y que, en las guardias de trasplante, hacen pruebas que nos aseguran que no pase.
- **Rechazo agudo.** Puede aparecer días o meses después del trasplante. Es un problema que los médicos siempre están vigilando muy de cerca. Si aparece, habrá que ajustar la inmunosupresión.
- **Rechazo crónico.** Este es el «villano» a largo plazo. Puede aparecer meses o incluso años después del trasplante, causando daño lentamente. Llegado el caso, con la inmunosupresión también se puede mantener a raya.

Como ya sabes bastante de cómo funcionan las defensas, podemos explicar un poco más los mecanismos que participan en estas reacciones de rechazo de los trasplantes:

- **Linfocitos T.** Como hemos dicho ya en diversas ocasiones, son los generales del ejército de nuestras defensas. Deciden lo que hay que hacer y cómo hacerlo. Algunos, además, son asesinos y pueden dañar el órgano trasplantado.
- **Linfocitos B y anticuerpos.** Son nuestras defensas de élite. Producen anticuerpos que pueden atacar el nuevo órgano y hacerle daño al tratarlo como un intruso.

- **Células presentadoras de antígeno.** Funcionan como auténticos espías que informan a los linfocitos T sobre la presencia del nuevo órgano en nuestro cuerpo.

Terapias inmunosupresoras comunes

Vamos a repasar las herramientas de las que disponemos para contener al sistema inmunitario. Los héroes de esta historia son los medicamentos inmunosupresores, que ayudan a mantener a raya a nuestras defensas cuando es necesario.

Los principales inmunosupresores se clasifican en alguno de estos cinco tipos de medicamentos.

PRINCIPALES TIPOS DE INMUNOSUPRESORES

1. Corticosteroides	
¿Qué son?	Son los bomberos del cuerpo. Reducen la inflamación y disminuyen la respuesta del sistema inmunitario rápidamente
¿Cómo funcionan?	Actúan apagando el «fuego» de la inflamación, lo que es muy útil en situaciones de emergencia, pero también como parte del tratamiento continuo preventivo
Ejemplos	Prednisona, dexametasona
2. Inhibidores de calcineurina	
¿Qué son?	Son como los guardias de seguridad en la entrada de una fiesta. Se aseguran de que los linfocitos T no se activen cuando no deben
¿Cómo funcionan?	Bloquean una proteína clave llamada calcineurina, que es necesaria para activar los linfocitos T
Ejemplos	Ciclosporina, tacrolimus

3. Inhibidores de mTOR	
¿Qué son?	Son como el jefe que controla que la expansión de una empresa sea sostenible. Evitan que las células inmunitarias se multipliquen demasiado
¿Cómo funcionan?	Bloquean una proteína llamada mTOR, que es crucial para el crecimiento de nuestras células
Ejemplos	Sirolimus, everolimus
4. Antimetabolitos	
¿Qué son?	Son saboteadores que interrumpen el suministro de recursos a las células inmunitarias, impidiendo que crezcan y se dividan adecuadamente
¿Cómo funcionan?	Impiden la síntesis de ADN, necesaria para que las células se dividan.
Ejemplos	Micofenolato mofetil, azatioprina
5. Biológicos (anticuerpos monoclonales)	
¿Qué son?	Son francotiradores de altísima precisión. Atacan directamente moléculas específicas en las células inmunitarias
¿Cómo funcionan?	Se unen a objetivos específicos en las células inmunitarias y las marcan para su destrucción o INAC
Ejemplos	Rituximab, basiliximab

Efectos secundarios y riesgos de la inmunosupresión

Como toda buena historia de superhéroes, los nuestros también tienen sus debilidades. Casi todos estos fármacos tienen efectos secundarios adversos comunes en los pacientes que los tienen que tomar. Vamos a ver los principales en función de la enfermedad y cómo combatirlos.

1. **Infecciones.** Con un sistema inmunitario menos activo, los microbios encuentran menos resistencia para infectarnos. Es como si los guardias de seguridad estuvieran echándose la siesta.

   Consejos: mantener buenas prácticas de higiene, evitar grandes multitudes y seguir las recomendaciones médicas para prevención de infecciones.

2. **Cáncer.** La vigilancia inmunitaria, que es como un sistema de cámaras de seguridad que busca células tumorales, se reduce. Esto puede permitir que las células cancerosas crezcan sin ser detectadas.

   Consejos: realizar revisiones médicas regulares y mantener una comunicación constante con tu médico sobre cualquier síntoma nuevo o inusual.

3. **Trastornos metabólicos.** Pueden surgir complicaciones como diabetes, hipertensión o niveles altos de colesterol en sangre.

   Consejos: llevar una dieta saludable, hacer ejercicio regularmente y seguir las indicaciones médicas para monitorizar y controlar estos problemas.

4. **Toxicidad específica.** Algunos medicamentos pueden ser tóxicos y hacer daño a ciertos órganos, como el hígado, los riñones o la sangre.

   Consejos: realizar análisis de sangre regulares para monitorizar la función adecuada de estos órganos y ajustar los medicamentos según sea necesario.

Estrategias de manejo en pacientes con inmunosupresión

Manejar adecuadamente la inmunosupresión es complejo. Es como equilibrar varios platos giratorios al mismo tiempo. No es una tarea que nos corresponda a nosotros, sino a nuestros médicos. Sin embargo, tenemos que colaborar de un modo muy estrecho con los profesionales sanitarios para conseguirlo. Es la mejor manera de mantenernos sanos y fuertes.

1. **Monitorización regular.** Realizar controles y análisis de sangre frecuentes para asegurarse de que todo está bajo control detectará posibles problemas cuanto antes y permitirá al médico ajustar el tratamiento antes de que los efectos secundarios se conviertan en algo serio.

   Ejemplo: tu médico puede pedir análisis de sangre mensuales para controlar la función del hígado, los riñones y los niveles de los medicamentos inmunosupresores en tu cuerpo.

2. **Prevención (profilaxis) de infecciones.** Consiste en usar medicamentos de modo preventivo para evitar infecciones antes de tenerlas. Con un sistema inmunitario debilitado, las infecciones pueden ser más graves y difíciles de tratar.

   Ejemplo: tomar antibióticos, antivirales o antifúngicos (para los hongos) según las indicaciones de tu médico. Mantener prácticas de higiene como lavarse las manos con frecuencia y evitar el contacto con personas enfermas.

3. **Vigilancia oncológica.** Realizar pruebas regulares para detectar cualquier signo temprano de cáncer aumenta las posibilidades de un tratamiento exitoso.

   Ejemplo: programar mamografías, colonoscopias u otras pruebas diagnósticas de detección, según la edad y el riesgo de cada individuo.

Adaptación del tratamiento inmunosupresor

1. Una vez que iniciamos un tratamiento con inmunosupresores, lo habitual es monitorizarlo e ir mejorando las dosis para ajustarlas a las mínimas imprescindibles. A veces hay que cambiar de fármaco (no solo de dosis); en otras, incluso tenemos que combinar terapias diferentes.
2. **Ajuste de la dosis.** Modificar la dosis del fármaco inmunosupresor que recibimos según la respuesta que estamos teniendo permite minimizar los efectos secundarios y maximizar la eficacia del tratamiento.

   Ejemplo: si experimentas efectos secundarios severos por la acción de un inmunosupresor, tu médico puede reducir la dosis o cambiar a un medicamento diferente.
3. **Combinación de terapias.** Utilizar una combinación de diferentes medicamentos inmunosupresores ayuda a reducir la dosis necesaria de cada medicamento, minimizando los efectos secundarios.

   Ejemplo: usar un inhibidor de calcineurina junto con un antimetabolito y un corticosteroide. Estas terapias «triples» son muy habituales en el mantenimiento inmunosupresor de los trasplantes de órganos como el riñón, el hígado o el corazón.

Inmunología tumoral

Dejamos unos minutos la inmunosupresión para adentrarnos en otro mundo fascinante —como reto para la ciencia—, pero terrorífico —si nos toca del lado del paciente—, como es el de la inmunología tumoral.

El cáncer es una de las amenazas más complejas a las que se puede enfrentar nuestro sistema inmunitario.

El cáncer se produce cuando algunas células de nuestro cuerpo empiezan a comportarse de modo anormal. Normalmente, las células crecen, se dividen y mueren de manera controlada, pero las células cancerosas ignoran estas reglas y se multiplican sin control, formando tumores. Dichos **tumores** pueden ser **benignos** (no invaden otros tejidos y no se diseminan) o **malignos** (invaden tejidos cercanos y pueden propagarse a otras partes del cuerpo: es lo que denominamos **metástasis**).

NOMBRES DE LOS TUMORES MÁS HABITUALES

Carcinomas	Los reyes de las estadísticas. Son los más frecuentes porque nacen en las capas que forran los órganos (piel, pulmones, intestino...) Ejemplo: cáncer de colon, de pulmón o de mama. (Dato curioso: más del 80 % de los cánceres son carcinomas)
Sarcomas	Los raritos de la familia. Aparecen en tejidos conectivos como huesos, músculos o vasos sanguíneos. Son menos frecuentes, pero muy agresivos. Ejemplo: sarcoma óseo (Curiosidad: pueden surgir en cualquier parte del cuerpo, desde un músculo de la pierna hasta la pared abdominal)
Linfomas	Son los tumores de las defensas. Afectan al sistema linfático, una red clave para nuestra inmunidad. Ejemplo: linfoma de Hodgkin (Dato curioso: algunos linfomas son tan tranquilos que conviven años con la persona sin dar guerra)
Leucemias	Se desarrollan en la médula ósea y la sangre. También llamados cánceres de la sangre. Las células malignas circulan por todo el cuerpo desde el principio. Ejemplo: leucemia linfoblástica aguda (Curiosidad: en niños, es el cáncer más frecuente)
Melanomas	Los más solares. Surgen en las células que dan color a la piel (melanocitos) y la exposición al sol es un gran culpable Ejemplo: melanoma cutáneo. (Dato curioso: aunque es uno de los cánceres de piel menos frecuentes, es el más peligroso)

Existen **diferentes factores involucrados como causas para inducir cáncer.** Entre otros, se sabe que juegan un papel esencial en estos procesos las radiaciones, los productos químicos, las mutaciones espontáneas y ciertos virus. Estos factores pueden provocar cambios genéticos en nuestras células, haciendo que pierdan el control sobre su crecimiento.

El sistema inmunitario tiene diferentes armas para combatir el cáncer, pero a veces los tumores encuentran formas de evadir estas defensas. Veamos algunos detalles de cómo se libra esta batalla.

Antígenos tumorales

Las células cancerosas producen proteínas concretas del tumor (que se denominan **antígenos tumorales**) que pueden ser detectados por el sistema inmunitario. Estos antígenos son como las huellas digitales del cáncer y hay de muchos tipos. Es muy importante determinar con precisión cuáles son, pues nos va a permitir el abordaje terapéutico específico en cada individuo.

Entre los principales elementos de respuesta de nuestras defensas para hacer frente a estos tumores, podemos destacar:

- **Linfocitos T asesinos.** Identifican y destruyen células tumorales. Reconocen sustancias específicas en las células tumorales y las atacan directamente.

  Impacto de la inmunosupresión: con la inmunosupresión, la actividad de estas células se reduce, permitiendo que los tumores se escapen a su acción y crezcan más fácilmente. Es como si los soldados estuvieran descansando en lugar de patrullar, lo que permite a los intrusos moverse sin ser detectados.
- **Células NK.** Son otro tipo de células inmunitarias (en este caso, son el pelotón de la inmunidad natural) que pueden

destruir células tumorales o infectadas por virus. Atacan células que no presentan ciertas moléculas normales en su superficie, un truco común de las células cancerosas (que para escapar de células de las defensas esconden moléculas de la superficie).

Impacto de la inmunosupresión: la actividad de las células NK también puede verse reducida, disminuyendo su capacidad para controlar el crecimiento tumoral. Dicho de otro modo, si los guardias de seguridad se quedan dormidos, es más fácil que los ladrones (las células cancerosas) entren y causen estragos.

- **Macrófagos y células dendríticas.** Los macrófagos pueden engullir y destruir células tumorales. Su presencia alrededor de los tumores a menudo se correlaciona con un mejor pronóstico. Por su parte, las células dendríticas ayudan a presentar los antígenos tumorales a los linfocitos T y, por lo tanto, son imprescindibles para activar la respuesta inmunitaria de élite.

  Impacto de la inmunosupresión: con menos señales de alerta y menos capacidad de actuar, los macrófagos se vuelven más pasivos, como si en lugar de patrullar se quedaran mirando el móvil. Las células dendríticas, al estar inhibidas, dejan de hacer bien su trabajo de mensajeras, por lo que los linfocitos T no reciben la señal de ataque o la reciben mal. Sin mensaje claro, el ejército queda paralizado. El resultado es que el tumor se vuelve invisible y crece sin obstáculos. Dicho de otro modo, es como si en una peli de atracos, los vigilantes (macrófagos) no registran a nadie, y los que deberían avisar a la policía (células dendríticas) se olvidan de hacer la llamada. Al final, los ladrones campan a sus anchas.

Mecanismos de evasión tumoral

Los tumores son extremadamente astutos y desarrollan múltiples estrategias alternativas que evaden la respuesta inmunitaria y les permite pasar desapercibidos:

- **Modulación de antígenos.** La célula tumoral cambia los antígenos de su superficie que las hace desconocidas por el sistema inmunitario.
- **Reducción de moléculas presentadoras.** Las células tumorales pueden reducir la expresión de estas moléculas, que son cruciales para que los linfocitos T reconozcan la presencia del tumor y se pongan en marcha.
- **Producción de factores inmunosupresores.** Algunos tumores pueden producir sustancias que inhiben la respuesta inmunitaria directamente.

Terapias dirigidas y vigilancia

En el caso del cáncer, hay una gran complejidad de aproximaciones terapéuticas. Todo va a depender del tipo de tumor original y de si ha hecho o no metástasis en otros órganos. La **extirpación quirúrgica** de muchos tumores es el primer paso terapéutico. A continuación, según el tumor, el paciente y el pronóstico de la enfermedad se pueden dar tratamientos de quimioterapia, radioterapia o inmunoterapia, entre otros.

Entre los **tratamientos de inmunoterapia** más habituales, podemos destacar los siguientes:

- **Terapias biológicas.** Son tratamientos que utilizan anticuerpos —misiles ultraespecíficos frente a moléculas de las células tumorales— que se unen a las células tumorales y las dejan «marcadas» para su destrucción. Por poner un ejemplo, es como usar un perro rastreador para marcar la ubicación de los ladrones, facilitando su captura.

  Ejemplo: rituximab, utilizado para tratar algunos tipos de linfoma.
- **Inmunoterapia activa.** Comprende tratamientos que potencian la capacidad natural del sistema inmunitario para combatir el cáncer. El sistema inmunitario entrena sus propias defensas. Hay muchos, entre los que se pueden incluir vacunas contra el cáncer o inhibidores de puntos de control que reactivan linfocitos T contra las células tumorales. Es como dar una bebida energética a los soldados, para que estén más alerta y activos.

  Ejemplo: pembrolizumab, un inhibidor de punto de control (que activa linfocitos T) utilizado en varios tipos de cáncer. O vacunas contra el cáncer.
- **Inmunoterapia pasiva.** Se basa en el uso de moléculas efectoras o activadoras de la respuesta inmunitaria, como anticuerpos monoclonales o citocinas. No se lo entrena, sino que se le dan armas de refuerzo ya preparadas.

  Ejemplo: inyección de anticuerpos específicos contra antígenos tumorales o citocinas como IL-2 (que es el mensajero por excelencia de la inmunidad de élite) para potenciar la respuesta inmunitaria. O los novedosos CAR-T (células T modificadas en el laboratorio)

- **Inmunoterapia inespecífica.** Estimulación general del sistema inmunitario para que de modo paralelo nos ayude a combatir el cáncer.

  Ejemplo: inyección de la vacuna del bacilo de Calmette-Guérin, que es una vacuna contra la tuberculosis, en el tratamiento del cáncer de vejiga.

Inmunosupresión y riesgo de cáncer

La inmunosupresión, necesaria para prevenir el rechazo de trasplantes y controlar enfermedades autoinmunitarias, es, en definitiva, la supresión mediante fármacos de la actividad inmunitaria. Como hemos visto, esto también significa que la vigilancia natural del cuerpo sobre las células cancerosas se ve comprometida.

Normalmente, el sistema inmunitario patrulla el cuerpo, buscando y destruyendo células anormales o cancerosas. Estas células no son otras que propias de nuestro organismo, que han sufrido mutaciones o cambios motivados por diferentes razones, y que deben ser eliminadas. Este proceso es conocido como **vigilancia inmunitaria.** A veces, este proceso falla de modo natural y aparecen los tumores.

La inmunosupresión necesaria para evitar el rechazo de un órgano trasplantado también puede reducir esta vigilancia, permitiendo que las células cancerosas se multipliquen sin ser detectadas. Así que lo que es bueno para el trasplante, puede convertirse en un nuevo problema.

Imagina que tu sistema inmunitario es como un equipo de seguridad en un centro comercial. Si la seguridad se reduce, los ladrones (células cancerosas) tienen más oportunidades de causar problemas.

Como acabamos de ver, el sistema inmunitario utiliza diferentes células y mecanismos para vigilar la aparición de células tumorales y combatirlas (fundamentalmente, los linfocitos T asesinos, las células NK y los macrófagos). Como consecuencia de la inmunosupresión, estas herramientas pueden quedar afectadas, obligándonos a utilizar terapias para contrarrestar la inmunosupresión. Los tratamientos en inmunoterapia son uno de los hitos más importantes de las últimas décadas, porque permiten una terapia muy específica (basada en anticuerpos) y una acción a nivel de la célula, como nunca se había visto con las terapias anteriores.

Empoderamiento de los pacientes inmunosuprimidos o con cáncer

Vivir con inmunosupresión o cáncer puede ser un desafío, pero hay muchas estrategias que pueden ayudarte a mantener una buena calidad de vida y sentirte empoderado en tu camino para recuperar la salud. Vamos a explorar algunas de estas estrategias, desde el manejo médico hasta el apoyo emocional y la adopción de hábitos saludables.

La prevención y la detección temprana de tumores son esenciales para manejar el riesgo de cáncer en pacientes inmunosuprimidos.

Voy también a comentar algunos consejos y estrategias, que sé que te van a sonar..., porque al final, si lo que queremos es potenciar nuestras defensas..., lo cierto es que todos los caminos nos llevan a Roma.

Educación del paciente

El conocimiento es poder. Entender tu condición, los tratamientos que estás recibiendo y los posibles efectos secundarios es crucial para tomar decisiones informadas y sentir que posees cierto control de tu salud.

- **Aprender sobre tu condición.** Infórmate sobre tu enfermedad y los tratamientos disponibles. No dudes en hacer preguntas a tu equipo médico y busca recursos fiables.
- **Participación activa en el cuidado de la salud.** Sé parte de tu equipo de salud. Mantén un registro de tus síntomas, tratamientos y citas médicas. Comunica cualquier cambio o preocupación a tu médico.

Manejo del tratamiento y efectos secundarios

Gestionar los tratamientos y sus efectos secundarios puede mejorar significativamente la calidad de vida. Aquí tienes algunos consejos:

- **Monitorización regular.** Tu médico realizará chequeos y análisis de sangre frecuentes para asegurarse de que todo está bajo control. La detección temprana de problemas permite ajustes rápidos en el tratamiento.
- **Prevención de infecciones.** Sigue las recomendaciones médicas para prevenir infecciones, como tomar medicamentos profilácticos y mantener buenas prácticas de higiene.
- **Ajuste de dosis y combinación de terapias.** Trabaja con tu médico para ajustar las dosis de los medicamentos según sea necesario y explorar combinaciones que minimicen los efectos secundarios.

Alimentación saludable

Una dieta equilibrada fortalecerá tu sistema inmunitario y mejorará tu bienestar general.

- **Nutrientes esenciales.** Asegúrate de consumir una variedad de alimentos ricos en vitaminas, minerales y antioxidantes. Incluye frutas, verduras, proteínas magras y granos enteros en tu dieta.
- **Hidratación.** Mantente bien hidratado, bebiendo suficiente agua a lo largo del día.
- **Consulta con un nutricionista.** Considera trabajar con un nutricionista que te ayude a crear un plan de alimentación adaptado a tus necesidades específicas.

Ejercicio regular

Como hemos visto en el capítulo 2 de la segunda parte, la actividad física regular moderada tiene numerosos **beneficios,** desde mejorar la función inmunitaria hasta reducir el estrés y la fatiga. Además, favorece la circulación, fortalece los músculos y aumenta la resistencia, lo que contribuye a una mejor calidad de vida.

Tendrás que encontrar una rutina de **ejercicios adaptados** a tu nivel de energía y capacidades. Puede ser tan simple como caminar, hacer yoga o nadar.

Gestión del estrés

El estrés crónico debilita el sistema inmunitario y afecta negativamente a tu salud. Te recuerdo que tienes opciones para manejarlo y contrarrestarlo:

- Practica **técnicas de relajación** como la meditación, la respiración profunda, el yoga o el taichí.
- **Dedica tiempo a actividades que disfrutes y que te ayuden a desconectar del estrés** diario, como leer, escuchar música o pasar tiempo en la naturaleza.
- **Busca apoyo emocional.** Habla con amigos, familiares o un terapeuta sobre tus sentimientos y preocupaciones. Participar en **grupos de apoyo** (ver pág. 280) también es muy beneficioso. No debes sentirte solo. Contar con una red de apoyo fuerte es crucial para tu bienestar emocional y físico. No dudes en acudir a tus seres queridos. Ellos pueden ayudarte con las tareas diarias, acompañarte a las

revisiones médicas o las pruebas diagnósticas, o, simplemente, ofrecerte un hombro en el que apoyarte.

Prevención y detección temprana

La prevención y la detección temprana de problemas de salud asociados a tu proceso son esenciales para manejar tu condición de manera efectiva.

- **Vacunación.** Mantener al día las vacunas, especialmente contra la gripe, la neumonía o el COVID, es esencial para prevenir infecciones que puedan complicar la inmunosupresión.
- **Detección temprana.** Realizar exámenes regulares como mamografías, colonoscopias y otras pruebas diagnósticas según la edad y el riesgo de cada individuo.
- **Seguimiento médico.** Mantén un calendario de citas regulares para monitorizar tu condición y ajustar el tratamiento. No faltes y, si por algún motivo se te pasan, solicita una nueva cita.

SALUD INMUNITARIA DEL PACIENTE INMUNOSUPRIMIDO

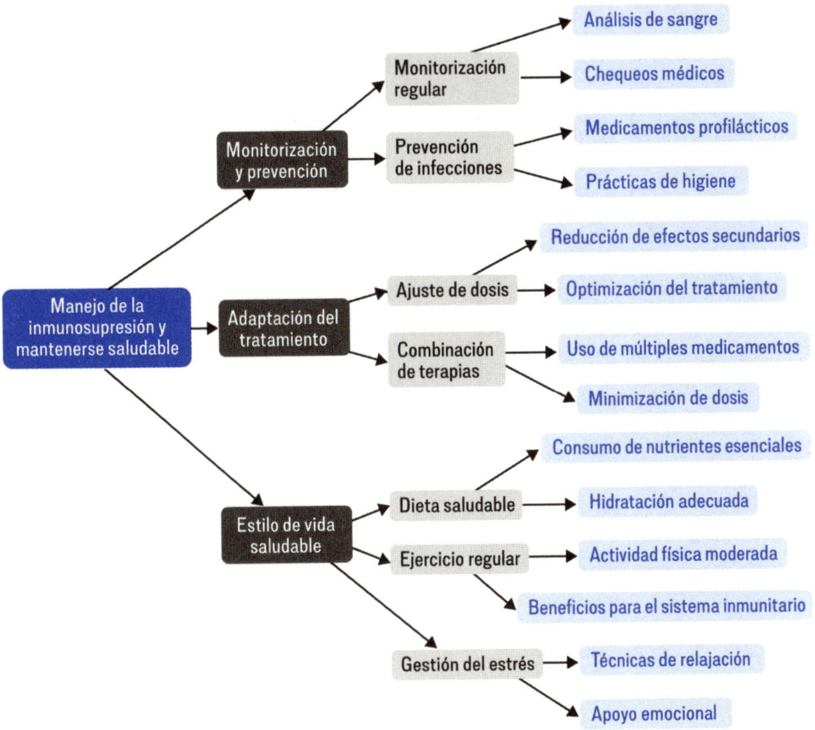

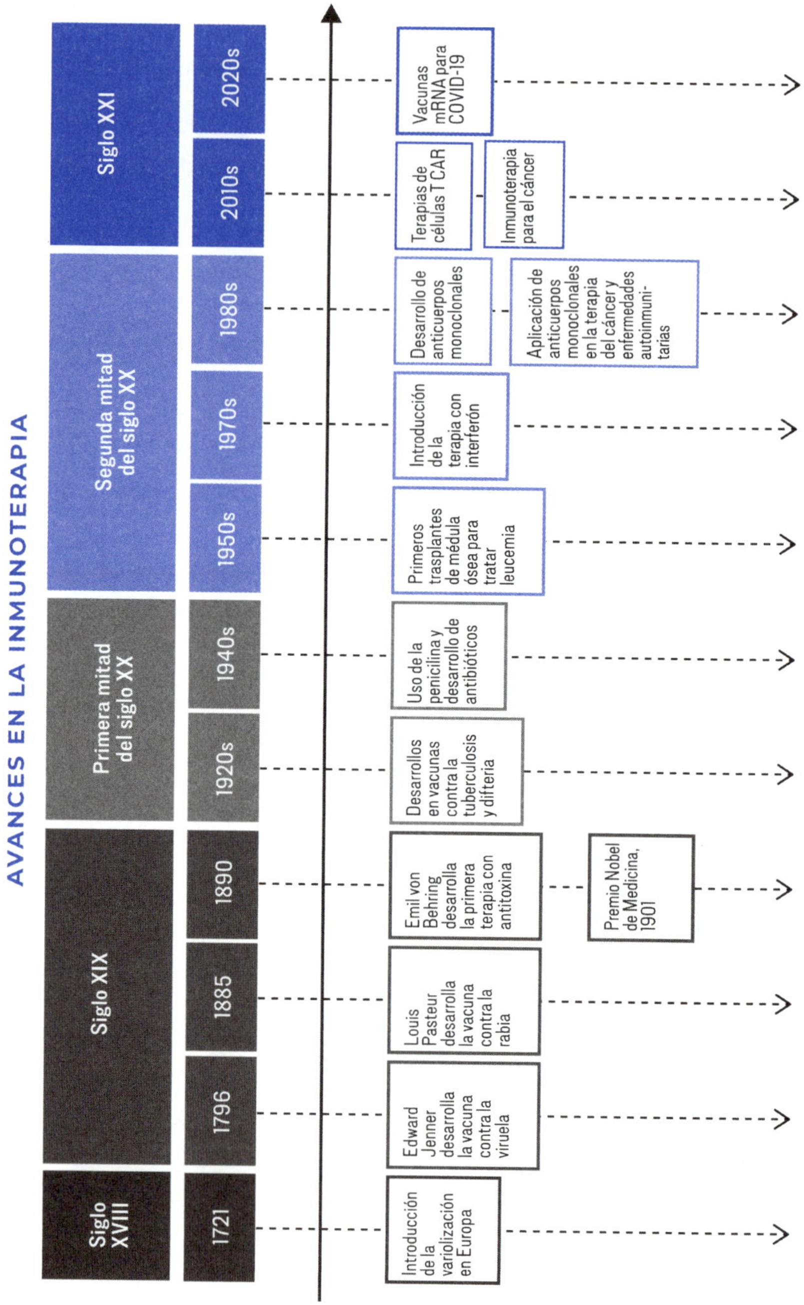

Historia temporal de los avances de la inmunoterapia

CAPÍTULO 5

Defensas preventivas: siempre fue mejor prevenir que curar

Este capítulo está dedicado a la prevención, una de las mejores maneras de mantener nuestro sistema inmunitario fuerte y saludable.

Sin duda, dos grandes hitos en la prevención de enfermedades han sido la aplicación de medidas de higiene y las vacunas. La instalación de agua potable y el desarrollo de diferentes medidas higiénicas (aportadas por la espléndida medicina árabe de la Edad Media, ver Introducción) redujeron notablemente la mortalidad por infecciones. Y esta reducción se ha visto claramente fortalecida por la inclusión de las vacunaciones en los últimos siglos.

Exploraremos estas y otras medidas preventivas básicas.

Higiene básica para un sistema inmunitario saludable

Mantener una buena higiene no solo nos hace sentir limpios, sino que es una de las maneras más efectivas de prevenir enfermedades infecciosas. Vamos a ver cómo unas simples acciones diarias pueden tener un gran impacto en nuestra salud.

Higiene de manos

Nuestras manos entran en contacto con millones de gérmenes cada día. Lavarlas correctamente elimina estos microbios dañinos y reduce la transmisión de enfermedades de modo considerable.

Para lavarte las manos correctamente, usa agua y jabón, frota tus manos al menos veinte segundos, asegurándote de limpiar entre los dedos y debajo de las uñas. Si no tienes agua y jabón, puedes usar un hidrogel desinfectante con al menos un 60 % de alcohol, que puedes llevar en tu bolso de manera habitual.

Una buena higiene de manos es importante siempre, pero especialmente antes de comer, después de usar el baño, al llegar a casa y después de toser, estornudar o sonarte la nariz, y también al salir de lugares con mucha gente en los que hayamos «tocado» muebles u otros objetos (como medios de transporte, grandes almacenes o supermercados).

Higiene oral

Mantener una buena salud bucal no solo previene problemas dentales, sino que también reduce el riesgo de infecciones que pueden afectar a todo el cuerpo. No olvides que **la vía principal de entrada de los gérmenes es la boca** (tanto si van por la vía digestiva como por la vía respiratoria). Y las infecciones dentales (como la gingivitis o la periodontitis) son perjudiciales para nuestras defensas, porque las infecciones en la cavidad bucal pueden diseminarse por el torrente sanguíneo sin pasar por los ácidos digestivos de nuestro estómago. Así que... ¡mucho cuidado!

Cepíllate los dientes al menos dos veces al día, usa hilo dental o cepillos interdentales diariamente y visita al dentista regularmente. Un buen cuidado oral incluye también el uso de enjuagues bucales y la limpieza de la lengua.

Higiene respiratoria

Aprendimos mucho sobre este tema durante la reciente pandemia por COVID. No dejemos que se nos olvide. Yo llevo siempre una mascarilla en mi chaqueta o en mi maletín de trabajo. Llévala siempre contigo.

Las mascarillas son útiles en situaciones en las que hay un alto riesgo de transmisión de enfermedades respiratorias (por ejemplo, durante una epidemia de gripe o en lugares concurridos, como el transporte público, manifestaciones, conciertos, etcétera).

Utiliza mascarilla de manera habitual si eres una persona de riesgo o vulnerable, o si tienes las defensas bajas (por edad, por enfermedad, porque padeces inmunosupresión...). O también si convives con una persona de riesgo (muy mayor o inmunosuprimida).

Si tienes una infección respiratoria (con estornudos, tos, mocos, malestar, fiebre), utiliza la mascarilla para proteger a tu entorno familiar o profesional.

Para que la mascarilla sea una barrera eficaz frente a infecciones, debes colocártela correctamente. Asegúrate de que cubra bien la nariz y la boca, ajústala para evitar espacios y cámbiala si se humedece o ensucia.

Las mascarillas pueden ser de tela, quirúrgicas o FFP2. Las de tela y quirúrgicas tienen menos horas de uso y te protegen más a ti que a los demás. Las FFP2 tienen protección bidireccional y permiten un mayor número de horas de uso.

La prevención por excelencia: la vacunación

La vacunación es una de las herramientas más poderosas que tenemos para prevenir enfermedades graves. La inmunización representa un logro significativo en la salud y el desarrollo a nivel global, salvando millones de vidas cada año. Las vacunas disminuyen el riesgo de enfermar al fortalecer las defensas naturales del cuerpo, permitiéndole protegerse. Cuando una persona se vacuna, se activa su sistema inmunitario y deja células con memoria de la infección, de modo que si llega de verdad el microbio dañino..., su organismo está preparado.

Actualmente, contamos con vacunas para prevenir más de veinte enfermedades potencialmente mortales, y que ayudan a personas de todas las edades a vivir más tiempo y con mejor salud. La inmunización previene entre 3,5 y 5 millones de muertes anuales por enfermedades como la difteria, el tétanos, la tos ferina, la gripe y el sarampión.

La inmunización es fundamental en la atención primaria de salud, un derecho humano incuestionable y una de las inversiones más efectivas en salud.

Las vacunas son esenciales para prevenir y controlar brotes de enfermedades infecciosas, fortalecen la seguridad sanitaria mundial y son cruciales en la lucha contra la resistencia a los antibióticos.

A pesar de los avances tan significativos de la vacunación, la cobertura de vacunación se ha estancado en los últimos años y, por primera vez en una década, disminuyó en 2020. La pandemia y las interrupciones en las administraciones de vacunas causadas por el COVID-19 han afectado los sistemas de salud, dejando a 23 millones de niños sin vacunar en 2020, una cifra 3,7 millones superior a la de 2019 y la más alta desde 2009.

Los datos iniciales de 2021 mostraron que la pandemia seguía impactando en reducir la tasa de vacunación. No obstante, a finales del año, todos los países estaban vacunando contra el COVID-19 y, a principios de 2022, se habían administrado cerca de mil millones de dosis de estas vacunas a través del Mecanismo Covax (una plataforma mundial que pretende garantizar el acceso equitativo a la vacuna contra el coronavirus en todo el mundo).

Fundamento de la vacunación

Ya hemos hablado de la historia de la vacunación en el epígrafe «El descubrimiento de las vacunas» (ver pág. 11); ahora nos centraremos en cuáles son los principios que la fundamentan.

Las vacunas estimulan el sistema inmunitario para que reconozca y combata patógenos específicos. Pueden ser de microbios completos muertos o los denominados «atenuados» (se han sometido a condiciones físicas o químicas que les han restado fuerza). También pueden contener fragmentos del microbio dañino —como proteínas o fragmentos de su material genético—, que no causan enfermedad, pero desencadenan una respuesta inmunitaria suficiente para generar memoria inmunológica.

Las vacunas enseñan al sistema inmunitario a producir anticuerpos de manera similar a cuando se enfrenta la enfermedad. No obstante, como contienen formas inactivadas o debilitadas de los patógenos (virus o bacterias), no provocan todos los síntomas de la infección ni producen las graves complicaciones de algunas de ellas (por ejemplo, un 15 % de las personas que tienen sarampión desarrollan problemas neurológicos).

Las vacunas protegen contra muchas enfermedades, incluyendo las siguientes:

Cáncer de cuello uterino	Encefalitis japonesa	Hepatitis B	Poliomielitis	Sarampión
Cólera	Fiebre amarilla	Meningitis	Rabia	Tétanos
COVID-19	Fiebre tifoidea	Neumonía	Rotavirus	Tos ferina
Difteria	Gripe	Parotiditis	Rubéola	Varicela

Actualmente, existen otras vacunas en desarrollo, como las que protegen contra el ébola o el paludismo, aunque aún no están ampliamente disponibles en todo el mundo.

Y, claramente, hay vacunas «pendientes», que se están resistiendo por diferentes motivos. Me refiero a la de la malaria y a la del VIH. En el caso de la malaria es más acuciante, porque todavía se han producido más de seiscientas mil muertes en los últimos años.

En el caso del VIH, la cifra es igualmente alta según la ONU: hay cerca de 40 millones de personas en el mundo viviendo con el virus y en torno a seiscientas mil muertes al año. No tenemos vacuna, aunque sí hay tratamientos antivirales muy buenos, pero que —de momento— no llegan a todas las personas infectadas por motivos económicos.

Tipos de vacunas y calendarios vacunales

Las vacunas pueden prepararse de muchas maneras. Cada estrategia tiene su propio estilo para entrenar a nuestras defensas, que es —en definitiva— su misión.

Vacunas vivientes (pero no tanto) o «atenuadas»

Estas vacunas **contienen virus vivos pero muy debilitados,** lo suficiente para que no te hagan daño, pero sí para que tu sistema inmunitario aprenda a combatirlos.

VACUNAS VIVIENTES O ATENUADAS

Ejemplos	Sarampión, paperas, rubéola (la triple vírica)
Ventajas	Son superefectivas y suelen necesitar solo una o dos dosis Imitan muy bien la infección natural, dando una protección fuerte y duradera
Desventajas	Necesitan mantenerse frías No son recomendables para personas con sistemas inmunitarios débiles En algunas ocasiones, pueden «revertir» y convertirse en los microbios originales dañinos... y, por tanto, producir la enfermedad

Vacunas muertas

Usan **virus o bacterias** que han sido **completamente inactivados o muertos.** No pueden causar la enfermedad, pero aún enseñan a tu cuerpo a defenderse.

VACUNAS MUERTAS

Ejemplos	Polio (versión inactivada), hepatitis A, rabia
Ventajas	No necesitan mantenerse en un frío extremo Son más seguras que las vivientes o atenuadas, incluso para personas con sistemas inmunes debilitados
Desventajas	Suelen necesitar varias dosis (o refuerzos) para mantener la protección Pueden provocar una respuesta inmunitaria menos fuerte que las vivas o atenuadas

Vacunas de subunidades, recombinantes y conjugadas

Estas vacunas usan solo una parte del microbio, como una proteína o un azúcar. Es como mostrar a tu sistema inmunitario solo la cara de un villano, sin dejar este aparezca.

VACUNAS DE SUBUNIDADES, RECOMBINANTES Y CONJUGADAS

Ejemplos	Hepatitis B, virus del papiloma humano, *Haemophilus influenzae* tipo B
Ventajas	Son muy seguras y tienen pocos efectos secundarios. Perfectas para personas con sistemas inmunitarios debilitados
Desventajas	Pueden ser más caras de producir En general, necesitan potenciadores de la respuesta inmunitaria (adyuvantes) para ser más efectivas

Vacunas de ADN y ARNm

Son las estrellas del futuro (¡y del presente!). Usan fragmentos de material genético que enseñan a tus células a producir una parte del virus, activando así tu sistema inmunitario.

VACUNAS DE ADN Y ARNM

Ejemplos	Algunas vacunas contra el COVID-19 (como las de Pfizer y Moderna)
Ventajas	Muy rápidas de desarrollar y producir Pueden adaptarse rápidamente si el virus cambia (si hay mutaciones)
Desventajas	Pueden ser más costosas y requieren almacenamiento en frío Son nuevas y, aunque muy seguras, aún se están estudiando sus efectos a largo plazo

Vacunas de vectores víricos

Usan un virus diferente y seguro (el vector) para transportar genes del microbio que queremos combatir. El vector actúa como un Uber, que lleva una parte del virus a nuestras células para que lo reconozcan.

VACUNAS DE VECTORES VÍRICOS

Ejemplos	Vacunas contra el ébola, algunas contra el COVID-19 (como AstraZeneca o Sputnik)
Ventajas	Pueden inducir una fuerte respuesta inmune No necesitan tanta refrigeración como las de ARN
Desventajas	Las personas con inmunidad preexistente al vector pueden tener una respuesta menos efectiva Pueden tener efectos secundarios similares a las infecciones leves

Adyuvantes: los compañeros de las vacunas

Las vacunas a veces necesitan un empujoncito. Los adyuvantes son sustancias que las hacen más fuertes y duraderas. Pueden ser sales de aluminio o aceites especiales. Este campo está en investigación permanente para sustituir estas sustancias potenciadoras por las más potentes posibles y con menores daños colaterales.

La inmunidad de rebaño: protección en equipo

Si la mayor parte de una comunidad estamos vacunados, evitamos que los microbios se propaguen, protegiendo también a quienes no pueden vacunarse.

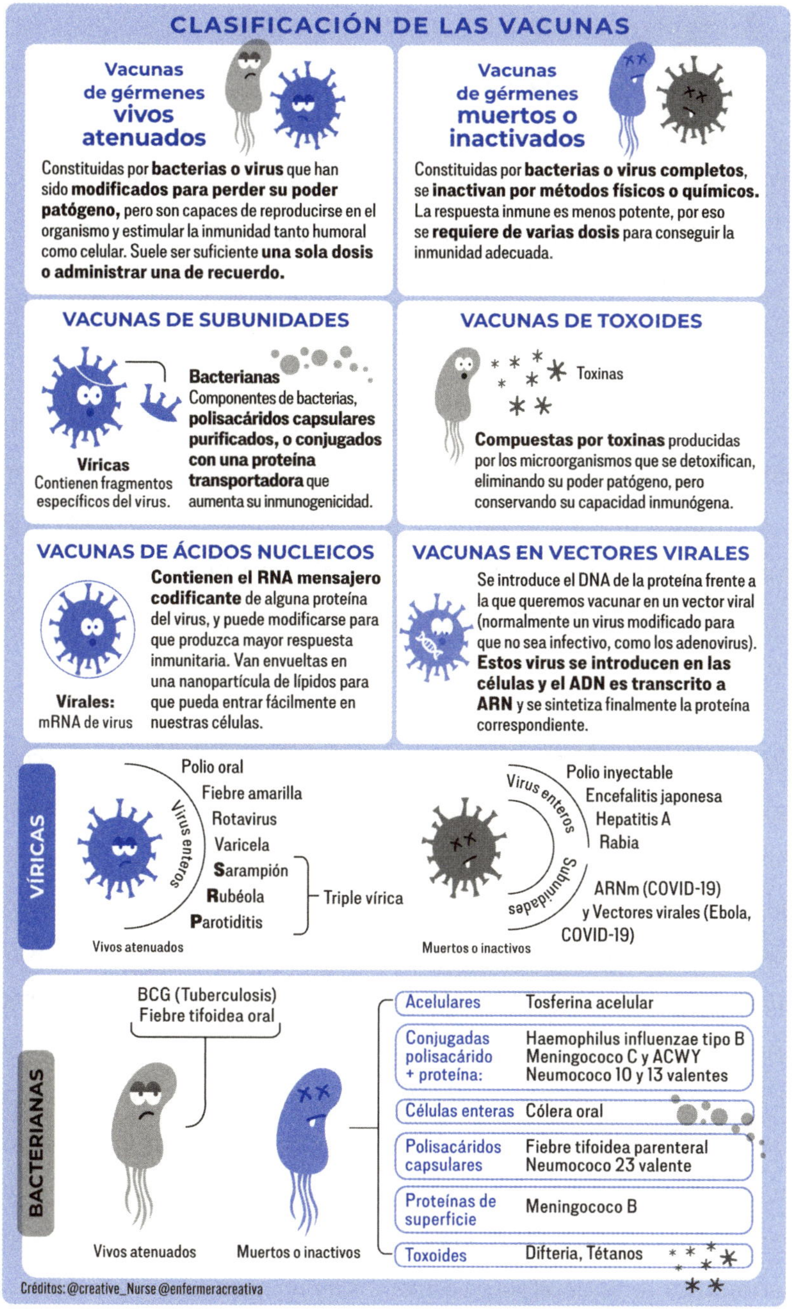

Tipos de vacuna según su composición

La inmunidad de rebaño se produce cuando una porción considerable de la población se vuelve inmune a una enfermedad infecciosa. Es la mejor vía para proteger a los más vulnerables (niños, ancianos y enfermos crónicos).

Hay personas que no pueden vacunarse porque tienen el sistema inmunitario muy debilitado y no es aconsejable, o porque son alérgicas a alguno de los componentes de la vacuna. Pero si su entorno les hace de pantalla, quedarán protegidas. Es como un equipo: si todos jugamos bien, ganamos el partido y el virus no tiene dónde esconderse.

Vacunarse es fácil y seguro, pero no está libre de riesgos

Las vacunas están diseñadas para ser seguras y fáciles de administrar. Aunque algunas necesitan un recordatorio, son esenciales para mantenernos sanos y evitar enfermedades graves. Todas las vacunas pasan por un meticuloso proceso de elaboración y de pruebas tanto antes de ponerse en humanos como una vez que se inicia el camino a su uso general. Decenas de miles de personas hacen de conejillos de Indias para que nos podamos beneficiar todos del resultado. Se ajustan las pautas, las dosis, las vías de administración y los efectos adversos.

Todos los fármacos —y las vacunas no son una excepción— tienen una serie de efectos adversos asociados. Los más frecuentes suelen ser muy llevaderos, como el dolor en el lugar de la inyección, fiebre, malestar, dolor de cabeza, náuseas..., que en pocas horas o, como mucho, en días, se superan sin mayor problema.

Pero, aunque sean muy infrecuentes, en algunas ocasiones pueden producirse efectos adversos graves. No obstante, la frecuencia tan baja de estos casos extremos permite su uso general en la población, porque **los beneficios que produce la vacunación exceden con mucho los posibles efectos adversos que se podrían producir.**

Calendario de vacunación español

El calendario de vacunación en España es una guía que recomienda las vacunas que deben administrarse a diferentes edades para prevenir determinadas enfermedades. El calendario vacunal es como una agenda que nos dice cuándo y qué vacunas debemos recibir para mantenernos sanos desde bebés hasta la vejez.

Vamos a hacer un repaso de las vacunas que están incluidas.

VACUNACIÓN INFANTIL ESTÁNDAR

Enfermedad	Dosis	Función
Hepatitis B	3 dosis a los 2, 4 y 11 meses de edad	Protege contra la hepatitis B, una infección que afecta al hígado
Difteria, tétanos y tosferina	5 dosis a los 2, 4, 11 meses, 6 años y 12-14 años	Protege contra tres enfermedades graves que pueden causar problemas respiratorios y musculares
Poliomielitis	4 dosis a los 2, 4, 11 meses y 6 años	Previene la polio, que puede causar parálisis

***Haemophilus influenzae* tipo B**	3 dosis a los 2, 4 y 11 meses	Previene infecciones que pueden causar meningitis y otras enfermedades graves
Neumococo (VNC)	3 dosis a los 2, 4 y 11 meses (VNC15); o 4 dosis a los 2, 4, 6 y 11-15 meses (VNC20)	Protege contra infecciones neumocócicas que pueden causar neumonía y meningitis
Rotavirus	2 o 3 dosis, según el tipo de vacuna	Previene la gastroenteritis grave en bebés
Meningococo B	3 dosis a los 2, 4 y 12 meses	Protege contra la meningitis B, una infección grave del cerebro y la médula espinal
Meningococo ACWY	3 dosis a los 4, 12 meses y 12-13 años	Protege contra cuatro tipos de meningitis
Gripe	Anual, preferentemente la vacuna intranasal para mayores de 2 años	Protege contra la gripe, que puede ser especialmente peligrosa en niños pequeños
Sarampión, rubéola y parotiditis	2 dosis a los 12 meses y 3-4 años	Protege contra estas tres enfermedades virales que pueden tener complicaciones graves
Varicela	2 dosis a los 15 meses y 3-4 años	Previene la varicela, que, aunque es una enfermedad común, puede causar complicaciones
Virus del papiloma humano	1 dosis (normalmente hombres y mujeres a los 12 años). Se está captando ahora a aquellos no vacunados hasta los 18 años	Protege contra el VPH, que puede causar cánceres en la edad adulta
Herpes zóster	2 dosis a partir de los 65 años	Protege contra el herpes zóster, que en mayores puede dejar graves neuropatías posherpéticas

VRS	Inmunización pasiva con anticuerpo monoclonal en menores de 6 meses, 1 dosis	Protege contra el VRS causante de gran número de ingresos hospitalarios en recién nacidos por bronquiolitis

VACUNACIÓN PARA GRUPOS DE RIESGO

Enfermedad	Dosis	Función
Hepatitis B para hijos de madres con hepatitis B	Inmediatamente al nacer y después siguiendo el calendario habitual (0, 2, 4 y 11 meses)	Protege a los recién nacidos de infecciones tempranas
Neumococo 23-valente	Para niños mayores de 2 años (2 o 3 dosis, según vacuna) con condiciones médicas específicas y en mayores de 65 años (1 dosis)	Proporciona protección adicional contra infecciones graves por neumococo
Meningococo B y ACWY	Para condiciones específicas. Dosis adaptadas según el riesgo individual	Protección personalizada contra meningitis en niños con alto riesgo
Gripe para grupos de riesgo y convivientes	1 dosis anual desde los 6 a los 59 meses y en mayores de 60 años	Previene la gripe en niños con condiciones médicas que aumenten su vulnerabilidad
COVID-19	1 dosis para niños a partir de 6 meses con condiciones de riesgo y en mayores de 60 años	Protege contra el COVID-19, especialmente en niños con salud comprometida

Virus del papiloma humano (VPH)	1, 2 o 3 dosis (según edad) para personas que trabajan en la prostitución y hombres que tienen sexo con hombres (HSH) y 3 dosis a VIH+, trasplantados y mujeres que hayan tenido lesiones de alto grado en cervix.	Protege contra el VPH, que puede causar cánceres en la edad adulta, en personas de alto riesgo.

VACUNACIÓN EN EMBARAZADAS

Enfermedad	Dosis	Función
Tosferina	Una dosis en cada embarazo entre las semanas 27 y 36	Protege al bebé de la tosferina
Gripe	Una dosis durante la temporada de gripe	Protege a la madre y al bebé de la gripe
COVID-19	Según el esquema de vacunación y refuerzos necesarios	Protege a la madre y al bebé del COVID-19
Virus respiratorio sincitial	Según aprobación y disponibilidad	Protege al bebé de infecciones respiratorias graves

A todas estas vacunas debemos añadir aquellas recomendadas o requeridas al **viajar a ciertos países** para protegerse de enfermedades prevalentes en la región de destino, como la fiebre amarilla, el tifus, el cólera y la hepatitis A.

Recuerda que el calendario de vacunación presenta una actualización constante. ¡Mantente informado!

El calendario de vacunación puede cambiar según **nuevas recomendaciones** y la **aparición de nuevas vacunas.** Es importante consultar regularmente con los profesionales de la salud para estar al día.

CALENDARIO COMÚN DE VACUNACIÓN E INMUNIZACIÓN A LO LARGO DE TODA LA VIDA

Consejo Interterritorial
SISTEMA NACIONAL DE SALUD

VACUNACIÓN
INMUNIZACIÓN

EDAD*	Poliomielitis [1]	Difteria, tétanos, tosferina [2]	Haemophilus influenzae b	Hepatitis B [3]	Enfermedad neumocócica [4]	Rotavirus [5]	Enfermedad meningocócica [6]	Sarampión, rubéola, parotiditis [7]	Varicela [8]	Virus del papiloma humano [9]	Herpes zóster [10]	Gripe [11]	COVID-19 [12]	Virus respiratorio sincitial [13]
Prenatal		dTpa										Gripe	COVID-19**	
0 meses				HB										
2 meses	VPI	DTPa	Hib	HB	VNC		MenB							VRS
4 meses	VPI	DTPa	Hib	HB	VNC	RV	MenB MenC							
6 meses														
11 meses	VPI	DTPa	Hib	HB	VNC									
12 meses							MenB MenC	TV				Gripe estacional		
15 meses									VVZ					
3-4 años								TV	VVZ					
5 años				HB										
6 años	VPI [1]	DTPa												
12 años							MenACWY			VPH				
14 años		Td						TV [4]	VVZ [6]					
15-18 años		Td					MenACWY			VPH				
19-64 años														
≥65 años		Td			VN						HZ	Gripe** estacional	COVID-19**	

*La edad puede variar ligeramente en los programas que se implementan en centros escolares
**La edad figurará en el documento de recomendaciones de cada temporada

Código de administración: Administración sistemática (bloques azul y negro) · CON RAYAS: Administración en personas susceptibles o no vacunadas con anterioridad

Calendario aprobado por el Consejo Interterritorial del SNS el 16 de diciembre de 2024. Noviembre de 2024

CUARTA PARTE

Los inmunotimos

CAPÍTULO 1

¿Son todos inmunotimos?

¿Hay productos que realmente potencian o fortalecen tus defensas o podemos hablar de inmunotimos? Cada día escuchamos en los medios de comunicación, o vemos en las diferentes redes sociales, anuncios de cientos de productos de todo tipo: alimentos, suplementos, terapias... que se anuncian como «potenciadores del sistema inmunitario» para niños, para ancianos, para deportistas, para embarazadas, ¡incluso para mascotas! El aluvión de ofertas es tremendo.

¿Es tan fácil potenciar el sistema inmunitario como para que haya esta colección de productos tan grande? Algunos se venden en grandes superficies, otros en tiendas naturistas como los herbolarios, otros se adquieren por internet, otros son negocios de tipo piramidal (hay que estar en una red de contactos para poder comprarlos), e incluso alguno se elabora o prescribe en las consultas de terapeutas no oficiales (no dentro de la sanidad pública, desde luego) de diversa índole.

Espero que mi compañía a lo largo de las páginas de este

libro te haya servido para entender lo básico del sistema inmunitario: cómo es, en qué consiste, cómo funciona y cómo puedes entrenarlo. Está claro que lo que hemos heredado no tiene posibilidad de cambio, nadie puede cambiar sus cromosomas y sus genes. Pero también espero que haya quedado claro que tenemos cierta capacidad de intervenir y mejorar nuestras defensas. Hemos repasado los diferentes aspectos de nuestro día a día que podemos modificar y así potenciar las defensas que tan en riesgo está poniendo la trepidante vida moderna que nos ha tocado.

Este estilo de vida tan frenético nos impulsa a veces, sin reflexionar, a la compra compulsiva de todas aquellas cosas que son supuestamente «positivas» para nuestra salud y que ni podemos entender ni tenemos tiempo para analizar. Y en ese contexto, todo este aluvión de productos milagro para nuestras defensas son tremendamente atractivos. Porque si yo puedo mejorar mi sistema inmunitario sin necesidad de esforzarme mucho, tan solo con una pastilla o algo similar..., pues ni tan mal.

Pero déjame que te explique que, aunque hay algunas verdades en toda esta maraña de productos, hay también muchísimas sombras. O medias verdades, o directamente engaños que el boca a boca o los grupos de WhatsApp extienden como la pólvora. En otras ocasiones, como quien nos lo recomienda es alguien a quien apreciamos, un familiar o un amigo, tendemos a creer a pies juntillas lo que nos dice. «Si a él le ha funcionado, ¿por qué a mí no?», esta suele ser la comprobación de evidencias más habitual en nuestros tiempos modernos, debida —fundamentalmente— a la falta de destrezas, conocimientos y tiempo para hacer realmente una búsqueda en profundidad y recibir información contrastada para tomar una decisión.

Y eso es lo que me propongo hacer en las últimas páginas de este libro: una búsqueda de información veraz, científica y de calidad sobre algunos de los productos estrella que prometen milagros para tus defensas para que, después de leerla, tú tomes tu propia decisión y lo incorpores o lo descartes entre tus opciones.

Te voy a explicar brevemente cómo he realizado esta búsqueda y luego, producto a producto, elaboraré una ficha que resuma los detalles más relevantes.

Para ello, he buscado en la base de datos de revistas médicas más grande del mundo, PubMed, que es la biblioteca de literatura médica de los Institutos Nacionales de Salud (NIH) de Estados Unidos. Dentro de ella, he analizado en profundidad una serie de particularidades:

- He buscado publicaciones con el nombre del producto o de la marca y, si los hay, he localizado los efectos demostrados sobre el sistema inmunitario. Este será el **indicador A.**
- También he consultado los «ingredientes» relevantes que contiene dicho producto para el sistema inmunitario. Este será el **indicador B.**
- He comprobado si las investigaciones se han realizado con personas en vivo, o con células en el laboratorio, o con animales de laboratorio, ya que en función de la investigación los datos no siempre son totalmente extrapolables. Este será el **indicador C.**

- Resulta muy interesante saber si los efectos del producto se han probado en personas sanas y con variedad de géneros y de edades, o si se han realizado con individuos que padecen alguna enfermedad. Los indicadores A, B y C se referirán a individuos sanos. Pero si se han acumulado evidencias para el producto analizado en relación con alguna enfermedad, esto se puntuará en el **indicador D.**
- También he analizado si hay revisiones del producto en particular en la biblioteca Cochrane (una organización independiente y global que colabora para producir evidencia científica fiable y accesible a todo el mundo). Cuando se van acumulando muchos estudios sobre un procedimiento, tratamiento o producto sanitario, en Cochrane se realizan «metaanálisis», se busca de modo sistemático en la literatura científica y se comparan todos los artículos del mismo producto. De este modo, se resuelven inconsistencias y se puede realizar un análisis más preciso de los efectos de una determinada sustancia. Algunos de los productos que analizaremos no disponen de análisis en Cochrane, lo que no es bueno ni malo, simplemente significa que no se ha hecho una comparación de estudios. Muchas veces es porque no hay un número de evidencias suficientes aún para hacer un metaanálisis. Este será el **indicador E.**
- Otro lugar de búsqueda es la base de Ensayos Clínicos de Estados Unidos. Hoy en día, cuando se quiere hacer un estudio de cómo una determinada intervención (medicamento, suplemento nutricional...) afecta a diferentes aspectos de la salud humana, todos los investigadores estamos obliga-

dos a registrarlo en esta página, llamada Clinical Trials. Es muy sencillo ver si los productos se han utilizado con personas, en qué fase del ensayo clínico están y —en caso de estar terminados— si se han publicado los resultados. El nivel de evidencia científica basada en ensayos será el **indicador F.**

- También he revisado los productos en la base de datos de Natural Medicines (NatMed), que es la fuente más autorizada disponible sobre suplementos dietéticos, medicinas naturales y terapias complementarias, alternativas e integradoras. Un equipo de profesionales ha revisado productos e ingredientes y hacen un dictamen sobre su seguridad, su eficacia y su calidad. Es sin duda uno de los indicadores más relevantes de nuestro estudio. Si bien el análisis que hacen estos expertos es sobre la salud en general, yo me centraré en los efectos sobre el sistema inmunitario exclusivamente. Y este será el **indicador G.**
- Hay un **indicador** extra, denominado **H,** para otras cualidades o evidencias del producto, por ejemplo, si ha sido recomendado por alguna asociación científica o en alguna situación particular. Habrá muchos productos que no puntuarán en este indicador.

EL INMUNO-ÁBACO

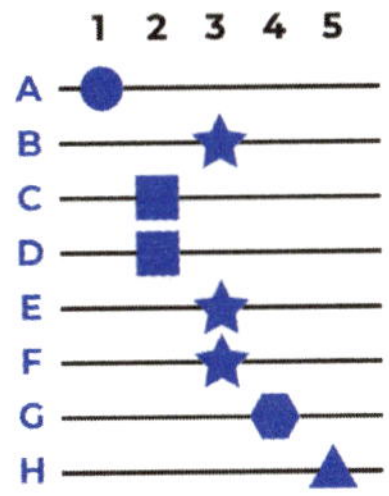

En cada uno de los indicadores estableceremos cinco posibles puntuaciones, con diferentes formas geométricas (si hay excepciones, lo comentaré en la ficha):

- Círculo: evidencia inexistente.
- Cuadrado: evidencia pobre.
- Estrella: evidencia suficiente.
- Hexágono: evidencia sólida.
- Triángulo: evidencia excelente.

Así que vamos con ello. Seguro que habrá algunos productos que te interesan y que no estarán en el siguiente listado. No te preocupes, este análisis está «vivo», y en la medida de mis posibilidades iré analizando nuevos productos y publicando los resultados en mis redes sociales.

Es conveniente que sepas que, aunque todo este análisis ha sido realizado con el máximo rigor, no debes tomarlo como un saber absoluto. La ciencia se basa en el análisis constante, en el ensayo/error, y siempre puedo no haber encontrado algún dato crucial sobre alguno de los productos revisados.

Actimel

Leche fermentada con bacterias probióticas.

Ingredientes: leche desnatada rehidratada, leche semidesnatada, azúcar (7,3 %), sólidos lácteos, fermentos lácteos (fermentos de yogur *L. bulgaricus*, *S. thermophilus* y *L. casei* DN

114001). Según las variedades, puede llevar las vitaminas B6, B9, D, C, hierro, zinc y calcio. Otros ingredientes variables en Actimel 0%: agua, estabilizador (pectina), edulcorantes (aspartamo, acesulfamo K), aroma natural.

Análisis de las propiedades inmunoestimulantes

- Con los sistemas de búsqueda utilizados, en PubMed figuran cuarenta y cuatro publicaciones sobre este producto. De ellas, veintiocho se han hecho con personas de diferentes edades y géneros. Se han estudiado también sus efectos en patologías infecciosas respiratorias y digestivas (diarreas).
- En la base de datos NatMed le otorgan de modo general una puntuación de cinco sobre diez, si bien queda claro que su efectividad es moderada-alta para el tratamiento de la diarrea y moderada para la prevención de infecciones respiratorias. Tienen mala puntuación por la concentración de azúcares añadidos, cuestión esta que se está reformulando en las presentaciones más recientes del producto.
- Hay ya al menos tres o cuatro metaanálisis de diferentes probióticos (aunque en Cochrane no se identifica) entre los que incluyen Actimel y les otorgan eficacia demostrada frente a las diarreas (tanto para prevenirlas como para tratarlas) y una eficacia probable para prevenir las infecciones respiratorias.
- Algunos de los ingredientes de Actimel —vitaminas B9, C y D y zinc— están ampliamente estudiados y se han

demostrado sus efectos positivos para el sistema inmunitario en diferentes situaciones (tanto en personas con buena salud como enfermas).

- El punto más débil es sin duda el escaso número de ensayos clínicos que se han registrado (se han hecho sin duda muchísimos más, pero no están en Clinical Trials): hay cuatro, solamente.

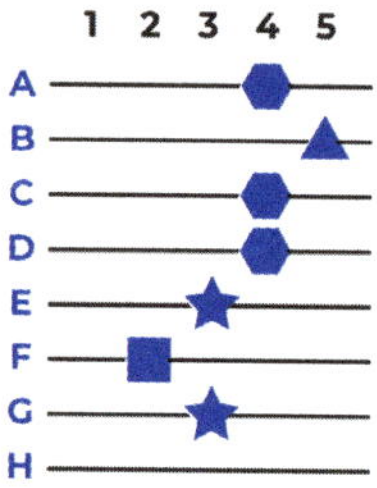

Observaciones finales

Es sin duda un buen alimento. No olvidemos que no podemos considerar las leches fermentadas ni medicamentos ni suplementos, sino alimentos. Sería deseable consumir al menos una dosis al día de este tipo de productos, ya sea en forma de leche fermentada líquida (como Actimel), o yogures o kéfires. Desafortunadamente, algunas de las presentaciones de este producto son excesivamente azucaradas. Debemos buscar productos con probióticos que no tengan azúcares añadidos ni edulcorantes, con un 4-5% de azúcares (correspondiente a la lactosa natural de la leche).

Equinácea

Las equináceas son plantas perennes de la familia de los girasoles, las margaritas y la ambrosía. En la actualidad, se cultivan en todo el planeta. Las tres especies que se utilizan con fines medicinales son *E. angustifolia*, *E. purpurea* y *E. pallida*. Sus flores son de color púrpura o rojo rosado.

Hay que tener cuidado con la producción de reacciones alérgicas graves a la equinácea en algunos niños. Se desaconseja el uso de productos orales de equinácea en niños menores de doce años debido al riesgo de reacción alérgica. Además, toda persona con alergia conocida a la ambrosía, los crisantemos, las caléndulas o las margaritas tiene riesgo de reacciones alérgicas a la equinácea.

La equinácea se ha utilizado en adultos en dosis de hasta dieciséis gramos diarios durante treinta y cinco días, pero las dosis varían mucho en función del producto comercial específico utilizado.

Análisis de las propiedades inmunoestimulantes

- En la base de datos de PubMed figuran 422 publicaciones para este producto, con los sistemas de búsqueda utilizados. De ellas, 194 se han hecho con personas de diferentes edades y género. Se han estudiado también sus efectos protectivos o terapéuticos para el tratamiento de infecciones respiratorias habituales, como el catarro común.
- En la base de datos NatMed le otorgan de modo general una puntuación de ocho sobre diez, si bien en la efectivi-

dad queda claro que, de tener alguna eficacia, solo la tiene de modo preventivo para el catarro común, por lo que en nuestra propuesta bajaremos esa puntuación a un seis.

- Hay ya al menos dos metaanálisis de diferentes equináceas (uno en Cochrane y otro con menos estudios, pero más reciente, de la revista *Nutrients*). El de Cochrane analiza veinticuatro estudios de suplementación con equináceas y el más reciente, tan solo cinco. En general, es difícil comparar los estudios por la variabilidad en el diseño y porque a veces faltan datos. Pero ambos son coincidentes en las conclusiones. No hay ninguna evidencia de las propiedades terapéuticas de la equinácea para tratar los catarros una vez que los tenemos, y hay una evidencia moderada del papel profiláctico de la ingesta de equinácea en la prevención de los catarros.
- No se han hecho apenas ensayos por componentes de los extractos de equinácea. Pero sí es cierto que muy recientemente se ha propuesto que en estos extractos hay presencia de azúcares complejos derivados de la fructosa, que formarían parte de las fibras que consideramos prebióticos, y por lo tanto muy interesantes para el crecimiento de los probióticos de nuestra microbiota.
- Hay al menos treinta y nueve ensayos clínicos registrados en Clinical Trials, la inmensa mayoría centrados en la prevención de infecciones respiratorias, aunque también se ha realizado alguno para ver los efectos de la suplementación en individuos VIH-positivos o en personas con an-

siedad. En general, el nivel de evidencia obtenido es moderado o bajo.

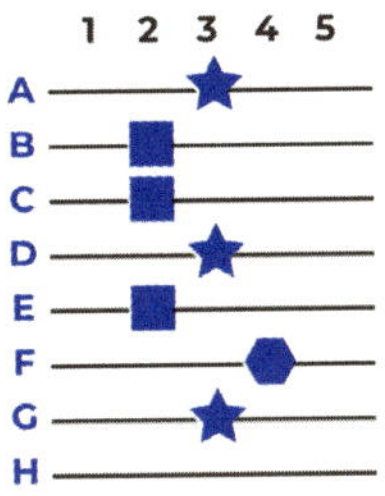

Observaciones finales

La equinácea es un **suplemento inocuo,** es difícil que resulte tóxico (con la salvedad de las personas alérgicas). Tiene una **evidencia científica muy baja en la prevención del catarro común.**

Glutatión

El glutatión es un antioxidante esencial que desempeña un papel crucial en el funcionamiento del sistema inmunitario. Ayuda a proteger las células inmunitarias del daño oxidativo y contribuye a la desintoxicación del organismo. Además, es necesario para la multiplicación de los glóbulos blancos, fundamentales en la defensa contra infecciones y otros agentes patógenos.

Aunque se reconoce la importancia del glutatión en la salud inmunológica, la evidencia científica sobre los efectos específicos de su suplementación en el sistema inmunitario es limitada. Algunos estudios sugieren que aumentar los niveles de glutatión podría fortalecer las defensas del organismo y mejorar la respuesta inmunitaria. Sin embargo, se requieren más investigaciones para confirmar estos beneficios y establecer pautas claras de suplementación.

Es importante destacar que la suplementación con glutatión no es necesaria, especialmente si se mantiene una dieta equilibrada y un estilo de vida saludable. Además, la biodisponibilidad del glutatión oral es un tema de debate, ya que puede ser degradado en el sistema digestivo, lo que reduce su efectividad. Algunos suplementos utilizan la tecnología liposomal, destinada a potenciar y mejorar la absorción de los principios activos.

Análisis de las propiedades inmunoestimulantes

- En la base de datos de PubMed figuran nueve publicaciones en las que se estudia la suplementación con glutatión en personas para evaluar alguna función del sistema inmunitario. Más de la mitad están realizadas con personas con VIH y hay algún estudio en personas con diabetes. Se han hecho también algunas investigaciones sobre la suplementación con un precursor del glutatión (cisteína o acetilcisteína), pero no directamente sobre la función inmunitaria.
- En la base de datos NatMed le otorgan de modo general una puntuación de siete sobre diez, si bien en la efectividad queda claro que, de tener alguna eficacia, solo la tiene para tratar la neurotoxicidad debida a tratamientos

con cisplatino (un tipo de quimioterapia). No hay tan siquiera efectividad «probable» para situaciones relacionadas con el sistema inmunitario, por lo que, en este caso, la valoración cae hasta un tres.

- Hay nueve metaanálisis en los que se estudia el efecto del glutatión, como un potente antioxidante y como agente quelante. Ninguno de estos nueve metaanálisis es relativo a efectos del glutatión sobre el sistema inmunitario. Son análisis sobre su efecto para disminuir la neurotoxicidad, o incluso usarlo como suplemento en personas que tienen enfermedades del espectro autista.

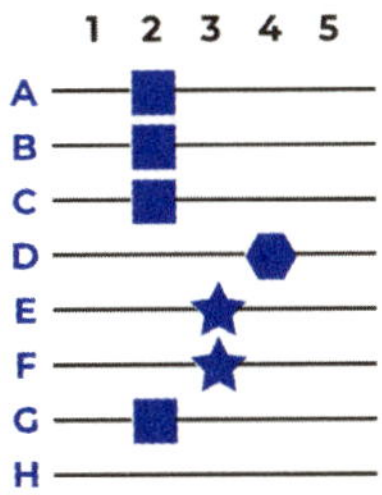

- Se han hecho múltiples ensayos clínicos con glutatión (más de treinta), pero apenas cuatro han buscado los efectos de la suplementación sobre el sistema inmunitario directa o indirectamente. La inmensa mayoría estudia sus efectos antioxidantes y su papel para tratar a personas del espectro autista, con VIH, con diabetes o con neuropatía por efecto de quimioterapia con cisplatino.

Observaciones finales

Antes de iniciar cualquier suplementación, es recomendable **consultar con un profesional de la salud** para evaluar las necesidades individuales y evitar posibles interacciones o efectos secundarios. En resumen, aunque el glutatión es un potentísimo antioxidante y es vital para el sistema inmunitario, **no tenemos apenas evidencia de la eficacia de su suplementación** en personas sanas.

Immunocal

Immunocal se anuncia así: «Immunocal® es una proteína natural de suero lácteo con cisteína enlazada. Contiene el valor biológico más alto de todas las proteínas comestibles. Su capacidad para aumentar los niveles de glutatión está clínicamente demostrada. El glutatión es esencial para reforzar el sistema inmunitario, reduce la oxidación, aporta energía a las células y desintoxica el cuerpo».

Hemos visto el análisis previo del glutatión y la evidencia disponible sobre sus efectos en el sistema inmunitario, muy escasa e insuficiente hasta el momento. Aun así, al tratarse de un precursor del glutatión basado en un sistema de cisteína enlazada que lo hace más estable y que genera un aumento de este, se ha procedido a su análisis como con el resto de los complementos que anuncian que son beneficiosos para las defensas.

Análisis de las propiedades inmunoestimulantes

- En la base de datos de PubMed figuran catorce publicaciones en las que se estudia la suplementación con Immunocal en personas con alguna patología. Más de la mitad están realizadas en personas con VIH o con algún cáncer. También hay alguna en pacientes con esquizofrenia y varios estudios que analizan la mejora en masa muscular tras la suplementación. Pero ni uno solo de los estudios asevera que mejore la inmunidad.
- En la base de datos NatMed le otorgan de modo general una puntuación de ocho sobre diez al suplemento. Pero si miramos la efectividad queda claro que solo es claramente eficaz en atletas, y para su rendimiento físico. No hay tan siquiera efectividad probable para variables del sistema inmunitario, por lo que, en este caso, nuestra puntuación cae hasta un dos.
- No hay ningún metaanálisis en el que se estudie el efecto del Immunocal sobre el sistema inmunitario. Cochrane sí recoge al menos quince ensayos clínicos de suplementación con Immunocal, dos tercios de los cuales van dirigidos a su efecto en la mejora del rendimiento muscular. No hay nada sobre el sistema inmunitario.

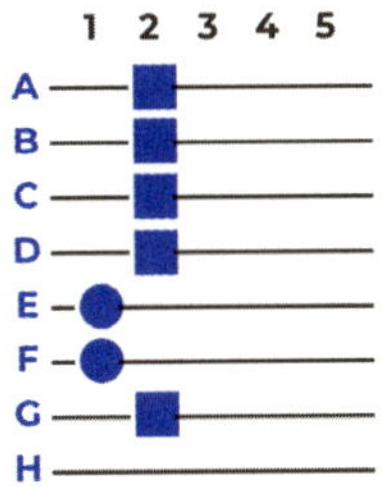

- Se han hecho muchísimos ensayos clínicos con suplementación con Immunocal (cerca de ciento treinta). Se ha estudiado su efecto en el rendimiento muscular, en personas con VIH y con diabetes, y en pacientes con cáncer. Hay estudios de sus efectos en salud cerebral, envejecimiento y personas con trastornos del espectro autista. Prácticamente, ninguno ha estudiado sus efectos en el sistema inmunitario.

Observaciones finales

Está claro que el Immunocal es una muy buena **fuente de glutatión.** Y está ampliamente demostrado que es un **buen suplemento para mejorar el rendimiento muscular en atletas.** Todo lo demás que se pueda inferir sobre sus efectos en el sistema inmunitario no tiene ningún respaldo científico en la actualidad. Más allá de este análisis, es curioso que su principal distribución sea a través de negocios de tipo piramidal, y que las personas que lo tomen (se las llama *asesores/consultores independientes*) tengan que venderlo a otros para poder obtenerlo a mejor precio, consiguiendo una enorme cadena de distribución del producto.

Inmunoferon

El Inmunoferon se anuncia como un complemento alimenticio de origen natural, contiene su exclusivo AM3®, además de vitaminas C o D y zinc o extracto de equinácea para reforzar las defensas de niños y adultos. Tiene varias presentaciones en sobres, cápsulas y jarabes, según se destine a la infancia o la edad adulta.

El AM3 es un producto exclusivo del fabricante basado en la combinación de un alfa glucomanano fosforilado obtenido por bioproceso de la pared del hongo *Candida utilis* unido a una proteína de la semilla de *Glycine max* (soja). Así que estamos sumando fibra vegetal (que es un prebiótico, alimento indispensable de nuestra microbiota) con proteína vegetal de buena calidad.

En el caso del producto en cápsulas o sobres, contiene además zinc, un oligoelemento esencial que tiene múltiples evidencias demostradas sobre su necesidad para tener un sistema inmunitario en buenas condiciones. En el caso del jarabe para niños, en vez de zinc, lo complementan con vitaminas C (que es antioxidante) y D (con mucha evidencia acumulada sobre su importancia para nuestras defensas).

Análisis de las propiedades inmunoestimulantes

- En la base de datos de PubMed he encontrado treinta y siete artículos. Dado que el laboratorio fabricante es español, se acumulan en este caso muchas investigaciones de nuestro país, algunas de ellos realizadas con ratones. Se han realizado pocas con individuos sanos. Los estudios de los efectos de la suplementación se han centrado en patologías hepáticas (cirrosis, hepatitis) o respiratorias (enfermedad pulmonar crónica, bronquitis, fumadores). También se ha estudiado en algún caso de diabetes y se han visto sus efectos en deportistas de élite.

- En la base de datos NatMed no aparece registrado, pero sí hay referencias a algunos de sus componentes. Así, el zinc, la equinácea y las vitaminas C y D tienen efectos demostrados en la mejora del sistema inmunitario. En cambio, la fibra (el glucomanano AM3) no tiene ningún efecto demostrado en el sistema inmunitario, aunque sí para el estreñimiento, la diabetes o la hiperlipemia.
- No hay ningún metaanálisis en el que se estudie el efecto del Inmunoferon sobre el sistema inmunitario. Cochrane lo que sí recoge son al menos dieciocho ensayos clínicos de suplementación con Inmunoferon, casi todos en alguna de las patologías previamente mencionadas.
- Hay registrados tres ensayos clínicos de suplementación con Inmunoferon: uno de respuesta inmunitaria y su asociación con la edad; otro, sobre el efecto de la suplementación en la eficacia de vacunas frente al SARS-CoV-2 y otro sobre su efecto en el síndrome metabólico. Todos ellos presentan conflicto de intereses por estar registrados por el propio laboratorio fabricante.

Observaciones finales

Está claro que el Inmunoferon es una buena fuente de fibra (prebiótico, al incluir el glucomanano AM3) para nuestra microbiota y que su suplementación ha demostrado efectos en la captación de lípidos y azúcares, así como en el tránsito intestinal.

Las únicas propiedades «inmunosaludables» que le podemos atribuir no se deben —sin embargo— a este ingrediente, sino a los que lleva añadidos: zinc, equinácea o las vitaminas C y D.

Sorprende que se hayan estudiado sus efectos en situaciones especiales, ya sea en enfermedad o en el caso de atletas más que en la población general.

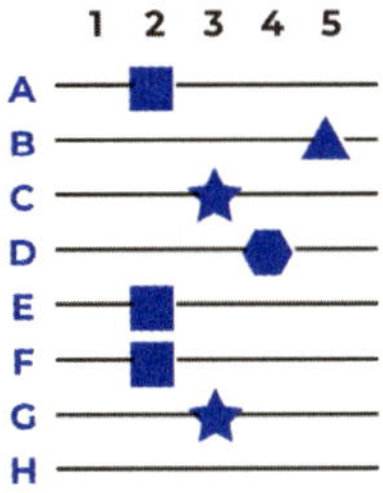

Factor de transferencia (TF)

Se trata de pequeños péptidos (inicialmente, se pensaba que estaban unidos al ARN, pero en la actualidad se duda sobre esta hipótesis) que se liberan por células de la inmunidad en respuesta a agentes infecciosos. Se descubrieron en los años cincuenta del pasado siglo (por Lawrence) y hubo un alto número de estudios en las décadas de los setenta y ochenta. Se abandonaron porque implicaban el uso de sangre humana de individuos previamente inmunizados por algún agente infeccioso. Se consideran como parte de las citocinas (mensajeros del sistema inmunitario) y transferían la inmunización celular a los linfocitos T de personas no inmunes frente a un patógeno concreto (de manera análoga a como los antisueros transfieren temporalmente la inmunización por anticuerpos frente a alguna sustancia tóxica). Cayeron en desuso porque los hemoderivados fueron un mecanismo de transmisión del VIH en la época del sida.

En los años noventa se hicieron caracterizaciones de diferentes fracciones de estos factores de transferencia (sobre todo por parte de Donald Kirkpatrick). En uno de sus experimentos más recientes, inmunizó ratones con virus del herpes y estudió cómo los factores de transferencia obtenidos y purificados transferían la inmunidad antiherpes a ratones no inmunizados y esto se podía inhibir con determinados péptidos. Dejó pendiente saber a qué células se unían estos factores de transferencia. No hay estudio alguno equivalente a este que se haya realizado en humanos.

Análisis de las propiedades inmunoestimulantes

- En la biblioteca médica PubMed hay más de cuatrocientas cincuenta publicaciones en las que se habla sobre factores de transferencia, de las cuales unas sesenta son revisiones de la literatura previa. Hay mucho dato experimental en el laboratorio, donde el cultivo de las células inmunitarias con estas sustancias parece que genera mejoras evidentes, pero en cambio hay pocos estudios y de calidad dudosa sobre los efectos clínicos tras su suplementación. Resumo las conclusiones de una de las revisiones más recientes: «Aunque la terapia con factores de transferencia parece prometedora como arma potencial contra la tuberculosis y nuevas pandemias víricas, como la reciente de COVID-19, lo cierto es que muestra indudables efectos beneficiosos solo en unos pocos estudios controlados. Aunque las pruebas *in vitro* de sus efectos son considerables, la evidencia clínica es imprecisa».

- En parte esta falta de conclusiones claras se debe al hecho de que llamamos factores de transferencia a varios compuestos diferentes, como el calostro bovino, o incluso al que no es específico de antígeno (que es como se definió este producto) no antígeno específico y pueden haberse extraído de la yema de huevo o del tejido linfoide de cocodrilo. ¿Cómo pueden tener un efecto beneficioso en ciertos pacientes al estimular su sistema inmunitario? Lo más probable es que estos compuestos no tengan ningún efecto, especialmente en el caso del calostro. Una posible conclusión es que el término *factor de transferencia* debería utilizarse únicamente para los dializados de linfocitos humanos capaces de inducir una respuesta inmunitaria específica mediada por células para un antígeno conocido o deseado.
- Para ser considerado un medicamento, especialmente en el caso de los factores de transferencia no específicos de antígeno, tenemos que conocer con mayor precisión su mecanismo de acción, farmacocinética, vía de administración y dosificación, así como su eficacia clínica en el tratamiento de infecciones, déficits del sistema inmunitario, atopia, patologías alérgicas y también del cáncer.

En cuanto al uso en humanos de los factores de transferencia:

- Solo hay una demostración de ligera efectividad en su uso inyectado, usando factor de transferencia obtenido frente al virus de la varicela zóster para prevenir el herpes zóster en niños con leucemia.

- Ningún otro ensayo en múltiples patologías ha conseguido encontrar evidencias sólidas de su utilidad. Se pueden ver las más de treinta supuestas aplicaciones terapéuticas en diferentes páginas web médicas.
- En cuanto a la base de datos Cochrane, se han encontrado tres metaanálisis del uso de factores de transferencia en cirrosis, en cáncer de pulmón y en un linfoma de células T que afecta a la piel. No se han hallado evidencias sólidas que demuestren efecto alguno de esta suplementación. En esta misma base de datos, hay indexados más de doscientos veinticinco ensayos clínicos con suplementación de factor de transferencia.
- En cuanto a los ensayos clínicos, hay solo cinco registrados en Clinical Trials: uno de ellos se suspendió, dos están terminados y dos en estatus desconocido. Están esponsorizados por alguno de los fabricantes de suplementos que contienen el factor de transferencia. Se estudió la suplementación en rinoconjuntivitis alérgica, en infecciones respiratorias, en cirrosis, en hepatitis B, y hay un estudio en individuos sanos. El factor de transferencia a veces fue de suero humano, a veces de placenta y a veces de calostro. No hay resultados de ninguno de los cinco ensayos.
- Por último, en NatMed se considera una única eficacia demostrada: la administración subcutánea de factor antivaricela zóster en niños con leucemia. Presenta posible eficacia frente a diarreas. Y para el resto de indicaciones, no se

considera una eficacia demostrada con la evidencia disponible hasta el momento en casos de cáncer de pulmón, melanoma, esclerosis múltiple, acné, ELA, cáncer de cérvix, síndrome de fatiga crónica, enfermedad de Crohn, herpes genital, hepatitis B, VIH/sida, linfoma de Hodgkin, virus del papiloma humano, infecciones por parásitos, leucemia, linfoma T con afectación en piel, cáncer de próstata, cáncer de huesos, artritis reumatoide, cáncer nasofaríngeo...

Observaciones finales

Este producto es de los que han generado «mucho ruido», pero tenemos hasta el momento muy «pocas nueces». De una parte, originalmente se define como un producto humano obtenido frente a una infección concreta y que transfiere inmunidad frente a ese agente infeccioso. Además, se administraba por vía intravenosa o intradérmica. El salto para obtenerlo de calostro bovino y administrarlo por vía oral hace que probablemente sea **inefectivo, si bien no es tóxico.**

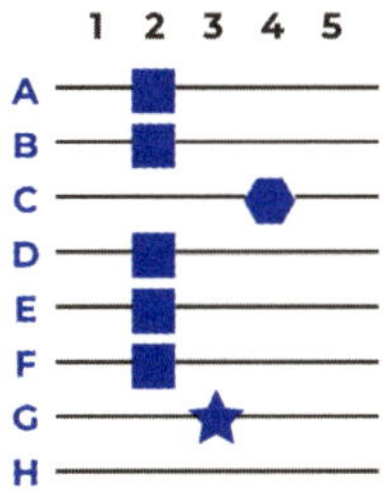

Solo ha demostrado eficacia como inyección subcutánea en la **prevención de herpes zóster en niños con leucemia.** El resto de las aplicaciones está sin demostrar fehacientemente.

Hay una gran pléyade de productos cuyo ingrediente estrella es el factor de transferencia. Comento dos de los más conocidos:

- **Inmuno TF** (anteriormente llamado Inmunofórmula). Se anuncia afirmando: «Potencia tu sistema inmunológico [...], un producto desarrollado a través de un proceso tecnológico, compuesto por factores de transferencia aislados con capacidad para activar los mecanismos de defensa del organismo y combatir adecuadamente los distintos agentes invasores. Inmuno TF tiene naturalmente en su composición, además de los aminoácidos, microdosis de micronutrientes, zinc, potasio, calcio, fósforo, magnesio, hierro, cobre, manganeso, selenio, cromo, sodio, molibdeno, vitaminas A, B, C y E. La terapia puede adaptarse al perfil de cada paciente como una fórmula magistral». Lo cierto es que en la página del fabricante en este momento apenas hay información sobre el producto. Se lee solamente: «Polvo ligeramente amarillo con propiedades de modulación del sistema inmunitario y de identificación del patógeno y activación de las células CD8+». Ni que decir tiene que el producto que incluye este suplemento es imposible que identifique a ningún patógeno y active sus células. Lo que sí es cierto es que las vitaminas y los oligoelementos que incluye en su formulación tienen un amplio efecto demostrado en las defensas del organismo.
- Lleva además miodesina, que tiene efectos demostrados en ratones, y también hay ensayos y efectos en cultivos

celulares en laboratorio. Pero no se ha probado en humanos.

- El ensayo que se realizó en deportistas con COVID está registrado en Clinical Trials, fue esponsorizado por el fabricante y no se han publicado los resultados, pero nos permite conocer con mayor exactitud la composición de Inmunofórmula. Se compone de factores de transferencia (oligopéptidos y polipéptidos de bazo de cerdo, ultrafiltrados Inmuno TF®) 100 miligramos, 800 miligramos de mezcla natural antiinflamatoria (*Uncaria tomentosa*, *Endopleura uchi* y *Haematococcus pluvialis*, MiodesinTM), 60 miligramos de orotato de zinc, 48 miligramos de levadura de selenio (equivalente a 96 microgramos de selenio), 20 000 unidades internacionales de vitamina D3, 300 miligramos de vitamina C, 480 miligramos de ácido ferúlico (antioxidante y antiinflamatorio habitual en cosmética), 90 miligramos de resveratrol (sustancia que liberan algunas plantas al ser infectadas y que se investiga por sus posibles efectos en diferentes enfermedades), 800 miligramos de espirulina (un superalimento de moda, es el extracto seco de una microalga y fuente de proteínas, vitaminas y algunos minerales), 560 miligramos de N-acetilcisteína (potente antioxidante y antiinflamatorio), 610 miligramos de cloruro potásico de sulfato de glucosamina (sustancia de múltiples usos farmacológicos, pero fundamentalmente analgésico) y 400 miligramos de ácido ortosilícico estabilizado con maltodextrina (se utiliza para la revitalización de piel, cabello y uñas). Es un cóctel que se propone como «fórmula magistral» y que se puede adaptar a cada persona.

- **4Life Transfer Factor:** hay múltiples presentaciones (cápsulas, masticables, polvos, batidos), con diferentes composiciones. Prácticamente todos ellos con cantidades variables del factor de transferencia a base de calostro bovino y yema de huevo. Algunos tienen aditivos naturales (extractos de plantas, levaduras u hongos); otros, vitaminas diversas u oligoelementos varios. Lógicamente, pueden utilizar el eslogan de «estimulación de las defensas» basándose en las autorizaciones que las agencias alimentarias han admitido para vitaminas y minerales. Pero el factor de transferencia no tiene en sí ninguna propiedad demostrada sobre el sistema inmunitario.

Immune Booster (Herbalife)

Se anuncia como «un complemento alimenticio que contribuye al funcionamiento normal del sistema inmunitario».

La lista completa de ingredientes es: maltodextrina (azúcar con función espesante, edulcorante y estabilizadora), fermentado de levadura deshidratada EpiCor® (elaborado a partir de *Saccharomyces cerevisiae*, que es la levadura de la cerveza), zumo de saúco en polvo, regulador de la acidez (ácido cítrico), espesantes (goma arábiga, goma xantana), ácido L-ascórbico (vitamina C), aromas, colorantes, citrato de zinc, edulcorante (sucralosa), colecalciferol (vitamina D), antiaglomerante (dióxido de silicio) y selenito de sodio.

Análisis de las propiedades inmunoestimulantes

- Realmente no hay ningún artículo científico que analice los efectos de la suplementación con Immune Booster sobre el sistema inmunitario. Hay muchos artículos de efectos de los batidos de Herbalife para diferentes usos, pero no para el sistema inmunitario. Según los criterios de búsqueda, predomina el registro de casos de personas que han sufrido daño hepático al tomar este tipo de batidos (no solo de este fabricante).
- Ni que decir tiene que cuatro de los componentes de este suplemento: zinc, selenio, vitamina C y vitamina D, tienen un amplio efecto demostrado en la modulación del sistema inmunitario.
- En la base de metaanálisis Cochrane, no hay ninguno sobre este producto. Sí hay algún ensayo con otros productos del fabricante (un total de siete), pero ninguno de ellos estudia los efectos de suplementaciones de esta marca sobre el sistema inmunitario.
- Según la base de datos de ensayos clínicos, se han realizado seis con diferentes «batidos» del mismo fabricante, pero ninguno con Immune Booster o destinado a medir sus efectos en el sistema inmunitario.
- En cuanto a la base de datos NatMed, este producto en particular no aparece, pero sí hay productos similares (del mismo fabricante) en los que los expertos le otorgan una puntuación de cinco sobre diez en cuanto a eficacia, debido a la inclusión de vitaminas y minerales. Nada que ver

con el fermentado de levadura, que sería el ingrediente diferencial.

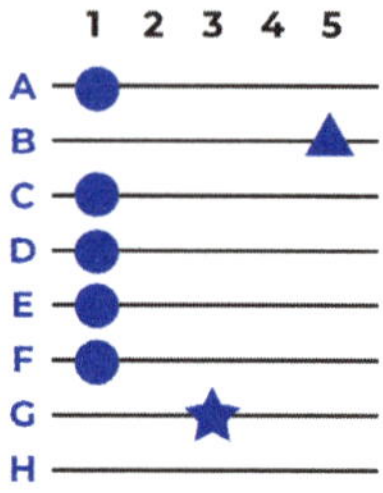

Observaciones finales

Estamos ante un claro ejemplo de un suplemento en el que se anuncian efectos sobre el sistema inmunitario basándose en su contenido en vitaminas C y D, zinc y selenio. No hay ningún otro ingrediente en esta fórmula con efecto demostrado. Y el propio suplemento **no se ha testado nunca,** ni en población sana ni en ningún grupo con una patología concreta, con **respecto a sus efectos sobre nuestras defensas.**

Microinmunoterapia

La microinmunoterapia es una práctica que dice ayudar al sistema inmunitario a funcionar mejor administrando sustancias naturales como proteínas (citocinas, que son los mensajeros entre las células del sistema inmunitario) y fragmentos de ácidos nucleicos. Estas sustancias se usan en concentraciones extremadamente bajas, exactamente igual que en la homeopatía. De hecho, las diluciones se miden con las unidades homeopáticas de Hahnemann o centésimas hahnemannianas (CH). Según sus promotores, estas microdosis son capaces de «informar» al sistema inmunitario para que recupere su equilibrio y pueda responder de forma adecuada a infecciones, alergias, o incluso al cáncer. Al ser productos catalogados como «fármacos homeopáticos», no se venden como suplementos, solo se dispensan en farmacias y no precisan de receta médica.

La dilución CH es un concepto tomado de la homeopatía, un método creado por Samuel Hahnemann, su fundador. Para preparar una dilución CH, se mezcla una parte de una sustancia activa con noventa y nueve partes de agua o alcohol. Luego, esta mezcla se agita vigorosamente, en un proceso llamado *sucusión*. Si se hace una segunda dilución, se toma una parte de la primera mezcla y se mezcla nuevamente con otras noventa y nueve partes de líquido, repitiendo el proceso. Este proceso se repite tantas veces como se quiera aumentar el número CH. Por ejemplo, una dilución 3CH significa que se ha diluido la sustancia tres veces, en una proporción de 1:100 cada vez; en una dilución alta, como 12CH, la concentración original es tan baja que es improbable que quede siquiera una molécula de la sustancia activa en la solución.

En los productos de microinmunoterapia que se venden en la actualidad las concentraciones CH oscilan entre cinco y treinta.

Análisis de las propiedades inmunoestimulantes

- En PubMed hay diecinueve artículos científicos que utilizan alguna aproximación de microinmunoterapia. Sorprendentemente, se han publicado en los últimos cinco años. Tres de ellos son revisiones y todos ellos están realizados por algún científico que trabaja para la empresa fabricante de los productos, según se lee en la declaración de conflicto de intereses. Ninguno de ellos presenta datos indiscutibles, muchos son preclínicos (realizados en células o en animales de laboratorio) y en las conclusiones siempre ponen frases vagas, como «no son resultados concluyentes» o «hay que tomar estos resultados con cautela». Se han ensayado para diferentes procesos infecciosos, artritis reumatoide, enfermedades alérgicas y gingivitis.

- En Cochrane no hay ningún metaanálisis sobre ninguno de estos productos, aunque aparece citado un único ensayo clínico finalizado, que es el relativo a la rinitis alérgica.
- En la base de ensayos Clinical Trials, hay registrados al menos seis ensayos clínicos con diferentes productos de microinmunoterapia: uno para alergia, dos para herpes, dos para el virus del papiloma humano y uno para el virus de Epstein-Barr. Tan solo está concluido el de rinitis alérgica y se han publicado sus resultados.
- En la base de datos de NatMed no hay ningún producto registrado de la esfera de la microinmunoterapia. Recordemos que estos productos se venden en farmacia, por ser considerados homeopáticos, y que no es necesario presentar receta médica para adquirirlos.

Observaciones finales

En el momento actual, la microinmunoterapia debe considerarse como una **pseudociencia** (se puede consultar su inclusión en la página de la Organización Médica Colegial). No hay evidencia alguna que demuestre su eficacia en humanos. La microinmunoterapia utiliza diluciones elevadísimas, afirmando que estas concentraciones infinitesimales pueden «comunicar» información al organismo. Desde un punto de vista científico, este planteamiento es problemático, porque **no hay evidencia de que tales diluciones tengan efectos terapéuticos.** De hecho, estudios bioquímicos muestran que, a niveles tan bajos, lo único que queda es agua o alcohol, no la sustancia original. Si al tomar una de estas pastillas tuviésemos la suerte de que nos «tocase» una molécula de citocina dentro de ella..., sería muy difícil que realizara su función. Estas moléculas tienen una vida media muy breve y difícilmente daría tiempo a que se absorbieran y llegaran al tejido diana en nuestro cuerpo.

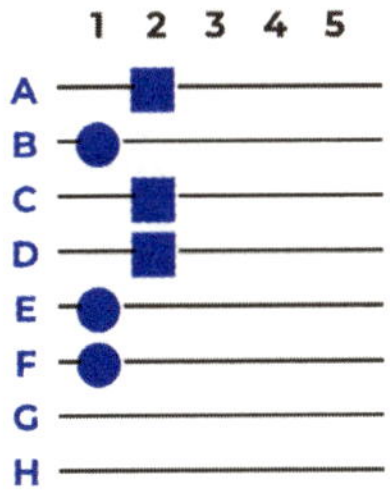

Shiitake, maitake, reishi (hongos)

Cuando hablamos de ***shiitake, maitake* o *reishi***, solemos llamarlos «setas», pero en realidad son **hongos**. ¿La diferencia? Fácil: **hongo** es todo el organismo, lo que vive oculto bajo tierra o entre la madera, formado por una red invisible de filamentos (el **micelio**). La **seta**, en cambio, es solo la «fruta», la parte visible que aparece cuando el hongo quiere reproducirse. Es como el manzano y la manzana. Y lo interesante es que, además de ser populares en la cocina o la medicina tradicional, estos hongos esconden moléculas (como los **betaglucanos**) capaces de **modular el sistema inmunitario.** Por eso llevan años estudiándose como posibles aliados para nuestras defensas.

Hay múltiples preparados comerciales con extractos de hongos de todo tipo. Los tres más habituales en estas preparaciones son los denominados *shiitake*, *maitake* y *reishi*. En las páginas donde se venden estos productos, se hacen afirmaciones de este tipo: «*Reishi*, una de las setas medicinales más famosas, refuerza las defensas y previene el envejecimiento. Por su parte, el hongo *maitake* ayuda a combatir la diabetes; y las setas *shiitake* son una gran fuente de vitaminas, minerales y antioxidantes». Se indica que su valor terapéutico no radica tanto en sus nutrientes como en sus principios activos. Se señalan, especialmente, los betaglucanos como supuestos inmunomoduladores y anticarcinogénicos, por lo que esta mezcla de extractos de hongos se ha puesto particularmente de moda para prevenir el cáncer o suplementar a pacientes durante tratamientos con quimioterapia. Como alimentos, resultan interesantes porque son ricos en proteínas, con pocos azúcares simples y muchos azúcares complejos (fibra para nuestra microbiota), contienen minerales (hierro, selenio, fósforo, potasio, zinc, manganeso, cobre o germanio), son bajos en calorías y ricos en agua. Ricos en oligoelementos y vitaminas (C, precursor de la D, precursor de la A y vitaminas B).

Análisis de las propiedades inmunoestimulantes

- En PubMed, encontramos ciento seis publicaciones sobre los efectos del *shiitake*, setenta y tres sobre los efectos del *maitake* y setenta y dos sobre el *reishi*. Se han estudiado sus efectos en personas con diferentes tipos de cánceres, en personas sanas, como tratamientos complementarios a la quimioterapia y la inmunoterapia. Hay múltiples ensayos en laboratorio y modelos animales, pero muchos también ya en vivo, en personas sanas o con diversas patologías. Está claro que se están comenzando a encontrar evidencias claras de su posible efecto adyuvante en la terapia del cáncer, y dada su buena tolerabilidad y baja toxicidad no se desaconseja su uso.
- En la base de metaanálisis de Cochrane hay dos revisiones sobre el *reishi* y su posible uso en pacientes con cáncer o enfermedad cardiovascular. En particular, para el cáncer no se encuentran efectos evidentes demostrables, pero dada su baja toxicidad y sus efectos inmunomoduladores no se desaconseja su uso —con juicio, nunca como primera línea de tratamiento—. Además, en Cochrane reconocen al menos cuarenta y seis ensayos clínicos con el *reishi*.

Sin embargo, para el extracto de *maitake* no hay aún ninguna revisión Cochrane, si bien se registran diez ensayos clínicos, siete de ellos en casos de cáncer y tres en personas con ovarios poliquísticos. Con respecto a *shiitake*, tampoco hay revisiones, pero sí se registran cuarenta ensayos clínicos muy variados: en casos de cáncer, inmunidad de individuos sanos, en alergias y en hiperlipemias, entre otras situaciones.

- En Clinical Trials, se encuentra abundante información de estos compuestos. Del *shiitake*, dieciséis ensayos clínicos, uno específicamente para ver los efectos de su suplementación en el sistema inmunitario, unos pocos de infecciones respiratorias y la inmensa mayoría sobre hiperlipemias. En el caso del *maitake*, se registran ocho ensayos clínicos, siete en algún tipo de cáncer y uno con pacientes con colitis ulcerosa o Crohn. Por último, el hongo *reishi* acumula hasta treinta y siete ensayos clínicos, de nuevo la inmensa mayoría para personas con algún tipo de cáncer, aunque hay alguno para infecciones respiratorias, asma o COVID. Algunos de estos ensayos han combinado el uso de dos o de los tres hongos, e incluso de otras sustancias, en el producto suplementado a los pacientes.
- En NatMed aún se duda de su efectividad ante cualquier patología, fundamentalmente en enfermedades infecciosas y en el tratamiento de diferentes cánceres como terapia adyuvante. Puntúan con un seis sobre diez al complejo con los tres hongos.

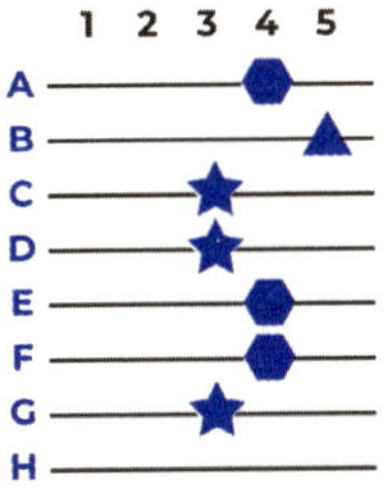

Observaciones finales

Parece que el extracto de estos tres hongos es muy **prometedor para situaciones muy concretas, no para la población en general.** No se han demostrado efectos relevantes en personas sanas y comienzan a acumularse evidencias para utilizarlos como tratamiento adyuvante en la quimioterapia y la inmunoterapia en personas con cáncer. Pero será necesario que se acumulen más datos para que tengamos una perspectiva más sólida. No obstante, **se asimilan bien y no son tóxicos,** por lo que no se desaconseja su uso en estas situaciones concretas.

No olvidemos que la ciencia es cambiante. Evoluciona. Este análisis, que no se debe tomar como algo inmutable y que ha sido realizado por un humano, puede tener algún error, o ser diferente en unos meses o en unos años, cuando se acumulen evidencias a favor o en contra de la suplementación con alguno de estos productos. Mientras tanto, apliquemos el sentido común, consultemos a los especialistas antes de comprar los «productos milagro» con los que nos bombardean cada día en las redes sociales, en internet o en los medios de comunicación.

Normalmente, con tener un estilo de vida saludable en el que incluyamos una dieta equilibrada y rica en todos los tipos de alimentos, no vamos a necesitar más (si somos personas de mediana edad y sanas) para tener a punto nuestras defensas.

EPÍLOGO

Si has llegado hasta aquí, seguramente podrás, como hago yo ahora, recapitular lo que Alfredo Corell nos cuenta en este apasionante libro. Pero si aún no lo has leído, o no todo, deja que resuma lo que a mí me ha sugerido.

El mensaje más importante que encontrarás es que para hablar de la inmunidad en los seres humanos no hay nadie mejor que un especialista en inmunología como él. Alfredo conoce en profundidad los intríngulis de nuestro sistema inmunitario, sus virtudes y sus defectos, así como el alcance (y las limitaciones) de los enormes avances que su conocimiento nos ha aportado, como bien demuestran el control del rechazo de los trasplantes, las vacunas o la inmunoterapia del cáncer, que tan bien explica el autor aquí. Recordando ahora el lema de la Sociedad Española de Inmunología: «¡Ponga una inmunóloga en su vida!». Es decir, asegúrate de que en el equipo médico que te trate, haya especialistas en inmunología como Alfredo, pues eso garantizará la calidad de tus análisis inmunológicos, el alcance en tu diagnóstico y el buen seguimiento durante el tiempo que dure el tratamiento. Y lo digo en femenino porque la mayor parte de las especialistas en inmunología en España son mujeres.

La primera y la tercera parte del libro son quizá las más clásicas, ya que explican qué son las defensas, cómo se modifican según el género y la edad, cómo el ser humano las utiliza para sus fines (por ejemplo, en la inmunoterapia del cáncer) y qué sucede cuando fallan. Para ello, utiliza diversas anécdotas y su famoso léxico *Star Wars*, que tan útil ha sido para acercar los alambicados conceptos inmunológicos al gran público durante la pandemia de covid-19.

El perfil académico de Alfredo, catedrático de Inmunología desde hace muchos años, se percibe en su manera de hacer fácil lo difícil, un plus que los lectores agradecerán. Su intención con este libro es clara: comunicar que la inmunidad cambia con el género y la edad, pero que siempre nos defiende de las infecciones. Porque estas se convierten en nuestro principal problema cuando falla el sistema inmunitario, causando las inmunodeficiencias. Pero mucho más frecuentes que los defectos son los excesos de la inmunidad, como bien saben los que sufren de alergia o los que tienen enfermedades autoinmunitarias o autoinflamatorias. Además, la inmunidad es responsable del rechazo de los trasplantes, una actividad humana que la evolución no había previsto. Para tratar sus excesos ha surgido la medicación inmunosupresora, un enorme avance científico. Por último, Alfredo también nos recuerda que es mejor prevenir que curar, y que, por tanto, las vacunas son la mejor manera de protegernos de las infecciones antes de que se produzcan.

La segunda parte es más atrevida tal vez. Alfredo se lanza a arrojar luz sobre un tema muy discutido: si podemos mejorar las defensas mediante la nutrición, el ejercicio y el descanso o evitando hábitos tóxicos como el consumo de drogas, el sedentarismo o el estrés. De nuevo, el mensaje es evidente: apostar por una dieta equilibrada y un estilo de vida saludable, sin que exista una receta exclusiva «inmunopotenciadora». De hecho, la principal causa de inmunodeficiencia en el mundo es la malnutrición, mientras que la falta de vitamina C causa escorbuto antes que infecciones.

En este sentido, Alfredo nos explica que no es fácil demostrar que un determinado alimento o suplemento potencia la inmunidad, ya que se requiere de ensayos clínicos bien controlados que escasean. Solo el tiempo y más investigaciones clínicas en nutrición nos dirán si son ciertas las supuestas virtudes inmunopotenciadoras de alimentos o suplementos concretos. Las empresas harían bien en contratar especialistas en inmunología para dichas investigaciones. A menudo se confunden los cambios en ciertos parámetros inmunitarios como pruebas de mejor inmunidad, algo que está muy lejos de la compleja realidad.

La cuarta parte es la más rompedora, sin duda alguna. En ella Alfredo analiza diversos productos aptos para el consumo humano que se venden con la palabra «inmuno» o «defensas» en alguna parte de su nombre o publicidad, sugiriendo, si no afirmando, que dichos productos mejoran las defensas en personas sanas e incluso en ciertas patologías. Alfredo trata de establecer con criterios homogéneos cómo de fiables son esas propiedades o si son «inmunotipos». El mensaje es de nuevo nítido: no es oro todo lo que reluce y una dieta equilibrada (en individuos sanos) no requiere suplemento alguno desde el punto de vista inmunitario. Todos los productos analizados quedan lejos del nivel de evidencia de las vacunas, que es el único procedimiento que potencia la inmunidad y protege de las infecciones. Algunos de los productos analizados se asocian a cambios en diversos parámetros inmunitarios, pero el beneficio clínico de base inmunitaria aún es mejorable. Para demostrar que una intervención nutricional potencia o reduce la inmunidad harían falta ensayos clínicos que midieran la función biológica del sistema inmunitario, que es la protección frente a las infecciones o su más rápida resolución, o bien sus disfunciones (autoanticuerpos, etc.). Si algún alimento o suplemento fuera capaz de hacer eso, se vendería como medicamento, tal y como ocurre con las vacunas o los inmunosupresores. El Ministerio de Consumo, a través de la Agencia Española de Seguridad Alimentaria y Nutrición, lo dice sin complejos: «ningún complemento alimenticio previene, trata o cura una enfermedad. Desconfía de aquellos que se presentan con propiedades milagrosas». Los propios fabricantes prefieren depender del Ministerio de Consumo que del de Sanidad, ya que los alimentos no necesitan autorización para su comercialización y no tienen que demostrar que tienen efectos terapéuticos, solo que no tienen efectos adversos. El resto es publicidad, a menudo engañosa. Sería interesante que Alfredo analizara, quizá en una próxima edición o entrega, los alimentos para animales que prometen fortalecer las defensas, que son legión y tienen los mismos problemas que los que se venden para seres humanos. Y es que sería necesaria alguna regulación en este campo para evitar la desinformación que nos abruma y, de nuevo, la participación de especialistas en inmunología para aportar los criterios.

Alfredo nos acerca con su lenguaje ameno a una inmunidad comprensible para todos, con sus alegrías (nos protege) y sus penas (a veces nos daña). Nos da valiosos consejos para el día a día que mejorarán nuestra calidad de vida e inmunidad, pero sin hacer falsas promesas. Y nos transmite la escasa fiabilidad de muchos productos que prometen mejorar la inmunidad sin realmente demostrarlo. Y recuerda, si quieres potenciar tu inmunidad, vacúnate y vacuna a tu sistema, ¡que eso sí que funciona!

Como bien dice el refranero español y repetía mi padre, el secreto de una vida saludable es «poca cama, poco plato, mucha suela de zapato». Así, huye del sedentarismo y el exceso de comida. ¡Y protégete del cáncer con hábitos saludables (menos tabaco, menos carne roja, más verduras y menos sol), más que con suplementos!

José R. Regueiro

Mis defensas emocionales

He tenido dudas sobre si escribir los agradecimientos o la dedicatoria de este libro y, aunque me decanté por la primera opción, es posible que este texto que lees sea algo intermedio. Y quizá no solo eso, sino una reflexión de lo que han sido estos últimos tres años de mi vida, los que he empleado en escribir este libro. Ha sido un camino a borbotones, plagado de novedades y momentos de crisis personales, profesionales. A veces de ambas.

En estos tres últimos años de mi vida, se rompió la relación más larga que he vivido, incluyendo un divorcio caro e injusto. He realizado una oposición para catedrático para salir de un lugar donde no solo no me querían, sino que me estaban acosando, y llegar así a un trabajo nuevo. En ese camino, ese cambio radical de ciudad, costumbres, cultura, clima..., en esa mudanza tan difícil y compleja, desde Valladolid a Sevilla, el alma parece que se me ha escapado en pedazos.

Puedes imaginarte que —en este contexto— encontrar el

tiempo de sosiego para sentarme a escribir, reflexionar sobre lo que quería escribir..., era difícil. Así que es un libro que he escrito apasionadamente, dejando lo mejor de mí en él y sufriendo probablemente con lo peor de mí en el camino. Hubo momentos en los que pensé que no lo acabaría nunca. Probablemente, mis editoras pensaron lo mismo también. Tengo que agradecer mucho a mi agente, Pablo, que ha sido un bálsamo en mis momentos de ansiedad y de nervios, que os aseguro han sido unos cuantos en este proceso. También agradezco a mi editora Andrea y a la superjefa Ángeles su paciencia conmigo.

Dedicatoria

Si esto fuera una dedicatoria, este libro estaría, desde luego, dedicado a mis padres. A mi padre, que tristemente se fue hace unos meses. A mi madre, que sigue con nosotros aunque a veces parece que estuviera en las nubes, en un mundo paralelo. Sin duda, han sido un ejemplo de pareja, de convivencia, de generosidad, tolerancia y esfuerzo. He, es decir, hemos aprendido a luchar por cada pequeño logro.

Yo siempre he dicho que hay gente estrellada y gente que nace con estrella. Me he sentido siempre más de los primeros. Somos una familia a la que no se nos ha regalado nada nunca, y estoy orgulloso de que haya sido así. En el fondo, eso me ha hecho más fuerte y es un gran ejemplo que he aprendido de mis padres y que he compartido con mis hermanos Yoli, Edu y Mario, a quienes también les dedico este libro. Todos hemos llegado a ser lo que hemos querido, hemos desarrollado nuestra vida personal y profesional con plenitud, no sin pocos esfuerzos personales. Los tres mayores hemos sufrido separaciones en los últimos años y el pequeño está descubriendo con su familia el mundo. A mis sobris, algunos peques y otros ya muy creciditos..., va por vosotros también.

Sevilla

Sin ninguna duda, tengo que dar las gracias a José Carlos y a Carmen, que se convirtieron en mis embajadores en este viaje demencial al sur, en medio de una tormenta personal. Me han ayudado infinito a hacer mi vida más fácil. Además de ellos, mis «hermanos mayores» en Sevilla fueron Sergio y Gema. Sergio, compañero de la Facultad de Medicina, me decía todos los trucos y atajos para desenvolverme con agilidad en el mundo universitario, que os aseguro que no es nada fácil. Gemma y Carlos me adoptaron y, a pesar de que son más jóvenes que yo, me mimaron aquellos primeros meses (con la ayuda de Marta y de Maite) como si les fuera la vida en ello. En la facultad, María del Carmen, Dolores, Nabil, Ana, Amelia, Elena, Luna, Fernando, Teresa, Elvira, Carmen, la Rubia, María, Laura, Sara, Rafii, Juan, José Ramón y un largo etcétera construyen un entorno muy acogedor. En el hospital, la integración ha resultado fácil, con especial ayuda de mi Rocío; también Paca, José Manuel, Bea, Reyes, Raúl y Marco; los técnicos (Valle, Clara, Raquel, Conso, José Luis e Iván) y las resis (Raquel, Carmen, Ali y Alba).

Sevilla es preciosa, amable, abierta y he ido haciendo amigos y amigas por doquier. Especial relevancia tienen para mí esos martes en la Alameda de Hércules, necesarios e imprescindibles para ponernos al día los íntimos, libres de la presión del fin de semana. En los primeros meses, fue Manuel, después tomó el relevo Fran. Ambos han sido un sostén increíble, a veces acompañados de José Luis y sus *no está buena*. También apareció Jose, que es de estos *miarmas* que no son *miarmas*, totalmente increíble. Es de esas personas que están contigo. Te lo dice y está, no te lo dice de boquilla. Me ayudó en la mudanza a mi segunda casa en Sevilla. O qué decir de Curro, mi sostén en el hospital, aquellas primeras semanas tan *aislado*, aunque rodeado de gente. Gracias. Este grupo creció con Jesús, Fede, Iván, José Carlos, Carlos, Tony, Ivo y Ángel, Manuel y Bart, Dani, Roberto, Miguel Ángel, Antonio, Josli, Cipri, Emilio, Samu, Eva, Capote, Manu y muchos otros supervivientes. En Sevilla vive Carlos David, que me regaló unas infografías maravillosas de mi época televisiva, y a Sevilla vienen a verme amigos de Jerez (Marisantos, Natalia, Piti, Esther y Sebas) o me acompañan en el camino (Gloria, Juan Enrique y Javi). También me encontré en Sevilla con Karmelo, Juan Carlos y Fran, con Soleil, Uceda y todo el mundo Chicotá y los escritores Dani y Miguel Ángel. Mis conversaciones balsámicas con el renacido José Palacios fueron también en Sevilla, y mi querido Agustín, ciudadano del mundo, que me ayudó a centrar el título de este libro, gracias de corazón.

Madrid y más allá

Tengo que dar las gracias a César y a Javi, esos mejores amigos de ya más de treinta años, que se saben hasta lo más íntimo de mí y aquí siguen a mi lado, apoyándome, queriéndome y demostrándomelo cada día, sin juzgarme. Me he reencontrado a borbotones con los amigos del barrio, de los *scouts* (Aurita, Rosana, Alicia, Fernando, Julio y sus parejas, y a mi ahijado Javi). También en Madrid he tenido apoyos importantes en Raúl, Juan, Óscar, David, Patricia, Juan Pedro y Pedro. Además, he conocido en estos años a unos cuantos enfermeros (Víctor, Pedro, Perti, Perdi, Esther, Jorge, Ursino, Elena), unos cuantos farmacéuticos (Álvaro, Guillermo, Fran, Anabel, Susi, Ana, Héctor y toda la gran familia Opofir), unos cuantos periodistas (Francino, JuanPe, Iván, Gonzalo, Efrén, Javier); y unos cuantos actores (Jose, David, Borja, Pepe, Guille y Roberto). He hecho nuevos amigos, como Rafa y Ana. Rafa, compartir contigo el pódcast *Palabras al microscopio* fue no solo bonito y útil, supuso crecer en un momento de tránsito, te estaré siempre muy agradecido. Ana, eres paz y calma en momentos oscuros. No solo de Madrid, sino también de más allá, he hecho contactos en redes sociales con personas nutritivas (el Rubio, Alberto, Miguel Ángel, Mario, JuanDa, Javier, Arturo, Manu, Coco) que viven en diferentes partes de España; incluidos los siempre compañeros de Alicante y Murcia (Vicente, Rano y Borja).

Valladolid

Tengo que dar las gracias a los grandes amigos que dejé en Valladolid: en el mundo de la fisioterapia (Alberto, Fede, Luis Ángel, Cris y mi querido Miguel Ángel), en la Universidad (Susana, Félix, Agustín, José Luis, Helena, Julio, Luis Carlos, Amalia, Cristina, Antonio, Enrique, Javier, Juan Pablo, Eduardo, Ruth, Fernando, José Carlos, Montse, Ana, Luis, Barto, José María, Mariano, Julio, Raúl, Ignacio, Guille, Rafa, Mercedes, Isabel, Paco, Begoña, Marina, María Jesús), en la docencia, la investigación y más amistad (Yolanda, Belar, Margarita, Miguel Ángel, Amalia, Alberto, María, Roberto, Ciro, Merche, Chus, Isabel, Eva, Eloína, Garrote, Eduardo) y a quienes compartieron vida, cañas y momentos no tan bonitos (Ángel, Asun, JosePi, Mario, María, Julio, Nacho, Domingo, Sara, Jose, Vicky, María José, Vicente, Olga, Alma, Carlota, Alberto y Ati). También fue un momento de estrechar amistad con otros colegas universitarios de Castilla y León (Mercedes, Fran, María José, Javier, Víctor, Mario) y con profesionales de la comunicación (Miguel, Fernando, Pablo, Cristina, Antonio, Merayo). Sin duda, uno de los aspectos más difíciles de estos tres últimos años fue salir de Valladolid. Fueron veinticuatro años en los que crecí como persona en una ciudad preciosa pero difícil, en un entorno laboral muy hostil. Gracias.

Inmunología

Tengo agradecimientos especiales para aquellas personas que me han ayudado a crecer como especialista, como inmunólogo. Sin ninguna duda, José Ramón, José Luis y Manolo me enseñaron lo más básico de la inmunología en mis primeros años en el hospital 12 de Octubre. Incluso de quienes me lo pusieron difícil, aprendí. En especial de quien fue mi director de tesis, porque su modo de tratar a quienes trabajaban con él me enseñó exactamente cómo no quiero ser. A veces, también se aprende así. Posteriormente, en mi vida adulta, me he cruzado con muchos inmunólogos e inmunólogas en distintos congresos y grupos de trabajo. Sin duda, Rafa ha sido un genial compañero de trabajo. Mi trabajo en la junta directiva fue precioso. Gracias, África, Sara, Carmen, Jorge, Arantza, Eva, Paca, María, Paco, fuisteis excelentes compañeros. Pero Manel es como un hermano mayor para mí, a pesar de que yo soy mayor que él. El destino quiso que no trabajáramos juntos en Barcelona, pero estuvimos a un milímetro de lograrlo. También Carlos, Rafa, Margarita, Eduardo, Carmen, Silvia, Estela, Marcos, Elena..., en diferentes puntos de la geografía española, ha sido un placer trabajar y aprender con vosotros. Y especiales abrazos mando a Alicante: donde José Miguel, Pascual y Sandra, con la complicidad de Amparo (la rectora), me adoptaron como familiar honorífico unos meses y me ayudaron a recuperar la tranquilidad junto a aquel mar. Y, cómo no, a mi Fernando malagueño, otro hermano mayor con una carrera muy poco convencional. Enseñándome que se puede vivir la inmunología desde muchos ángulos distintos. Un abrazo muy especial para un «inmunólogo metafórico de ojos claros» con quien he compartido tanto en lo profesional como en lo personal: mi querido Eduardo, junto a Holden, gracias por ser y estar.

Divulgación

Tengo también mucho que agradecer a las personas que me han ayudado en el camino tan difícil de los medios de comunicación y de la divulgación científica en estos años tan distópicos de la pandemia. La tele es un mundo hostil, radicalmente diferente a la ciencia, y la convivencia se ha hecho difícil en algunas temporadas. En particular a Iñaki y a Verónica, de La Sexta, y a mis hermanos de mesa (César, JAL, Olga, Juan, Graziella, Rakel, Julio, Julián), orquestada por Cris e Isabel bajo la direción de Eva. A Vicente Vallés, de Antena 3, Joaquín Prat e Iker Jiménez, de Mediaset. He aprendido muchísimo de todos ellos en estos años. Pero un gran amigo de todo este proceso fue mi querido Pablo, que se nos fue a trabajar a Estados Unidos.

También hubo quienes me echaron un cable para acompañarme en un mundo tan ajeno a mí. Sin duda, Ramoncín y Euprepio fueron los más humanos. Además, el mundo de la divulgación televisiva y en redes sociales me ha permitido conocer a muchos otros comunicadores y he estrechado lazos fundamentalmente con alguno: mi querido Santi, ese matemático loco con el que compartí una actividad inolvidable en Santander; Lucía, mujer peleona rosa, con un potencial maravilloso; Pakozoico, hermano pequeño con el que he compartido intimidad y abrazos virtuales estos años; Luis, divulgador todoterreno. Y mi querida Marián, la Boti; esta mujer no sé de dónde saca el tiempo, pero lo hace de un modo mágico para poder estar contigo cuando ella piensa que tiene que estar contigo. Aunque tenga veinte mil tareas que hacer, no se equivoca, está siempre, y cada vez que la he llamado o la he necesitado... ha estado. Ha sido una hermana mayor que me ha aconsejado muchísimo en este camino. Su última gran hazaña ha sido conseguir escribir un prólogo para este libro en un tiempo récord. Un abrazo, preciosa.

Salud

Mi vida no sería *mi vida* en estos tres años si no agradeciera la mano tendida de Gabriel, mi terapeuta. Lo conocía por redes, pero lo busqué para que me ayudara en el camino de una crisis de pareja y acabó siendo mi acompañamiento profesional en el trauma de la separación y del cambio de ciudad. Me ha ayudado a descubrir ángulos de mí que me han hecho mejor persona y ha sabido transformarse en un amigo con el que puedo hablar sin tabúes ni complejos. Soy yo y a la vez soy otro gracias a él.

Como *mens sana in corpore sano,* si importante fue Gabriel en mi buceo de introspección y salud mental, igual de importantes han sido quienes me han acompañado en la recuperación de mi salud física. Desde aquellos primeros días en Valladolid con Samuel, a los pocos días de transición, pero superintensos con Miguel, donde aprendí la importancia de esa canción *Flowers,* de Miley Cyrus, hasta llegar a Javi *sentrañitas mías* en Sevilla con todo su equipo. He hecho de estos entrenamientos una rutina y una necesidad porque, como descubriréis en este libro, el cuerpo hay que cuidarlo y eso también nos va a ayudar en las defensas. Gracias.

Palabras finales

Releyendo estas líneas, soy consciente de que me dejo a personas sin nombrar. Que nadie se enfade, que están todos los que son, aunque me falten algunos. Ha habido personas en el camino que se fueron, porque así lo decidieron, algunos de un modo amable..., otros de modo cruel, ejerciendo ese *ghosting* tan de moda en el mundo moderno. Creo que también —en el fondo—, y por mucho que me haya dolido alguna de estas marchas, les estoy agradecido. Superar los momentos difíciles de la vida te hace aprender y te hace más fuerte.

... y, en el fondo, este libro va de eso, de crecer, aprender y hacerse más fuerte. Para poder defendernos mejor de lo que nos pueda atacar. Pero, querida lectora, querido lector..., no me puedo despedir sin dedicaros un agradecimiento genuino a todos los ciudadanos que durante la pandemia me escuchasteis y aprendisteis inmunología conmigo. Muchos me habéis agradecido mi trabajo en redes y muchos en persona, en encuentros casuales en la calle, que son muy emotivos, porque muchos me habéis sentido como un miembro más de vuestra familia. Tuvisteis una actitud muy responsable, fruto de la cual salimos todos de la terrible situación que vivimos aquellos años. Porque sí, hemos salido todos un poco tocados, pero me niego a creer que esto no nos haya servido para nada. Tampoco me puedo despedir sin decir a todos y a cada uno de mis estudiantes que trabajar con ellos cada día desde hace ya treinta años ha sido un reto, un lujo y un placer, y que me han enseñado —y mucho— a ser mejor docente y, a la postre, mejor comunicador.

Un abrazo y espero que disfrutes de este libro, que será desde hoy una guía y una referencia para conseguir una versión mejorada de ti mismo.

Ojalá estas páginas sean para ti lo que el proceso de escribirlas ha sido para mí: una forma de sanar, crecer y abrazar con más fuerza la vida que viene.

UN DÍA MARAVILLOSO PARA TUS DEFENSAS

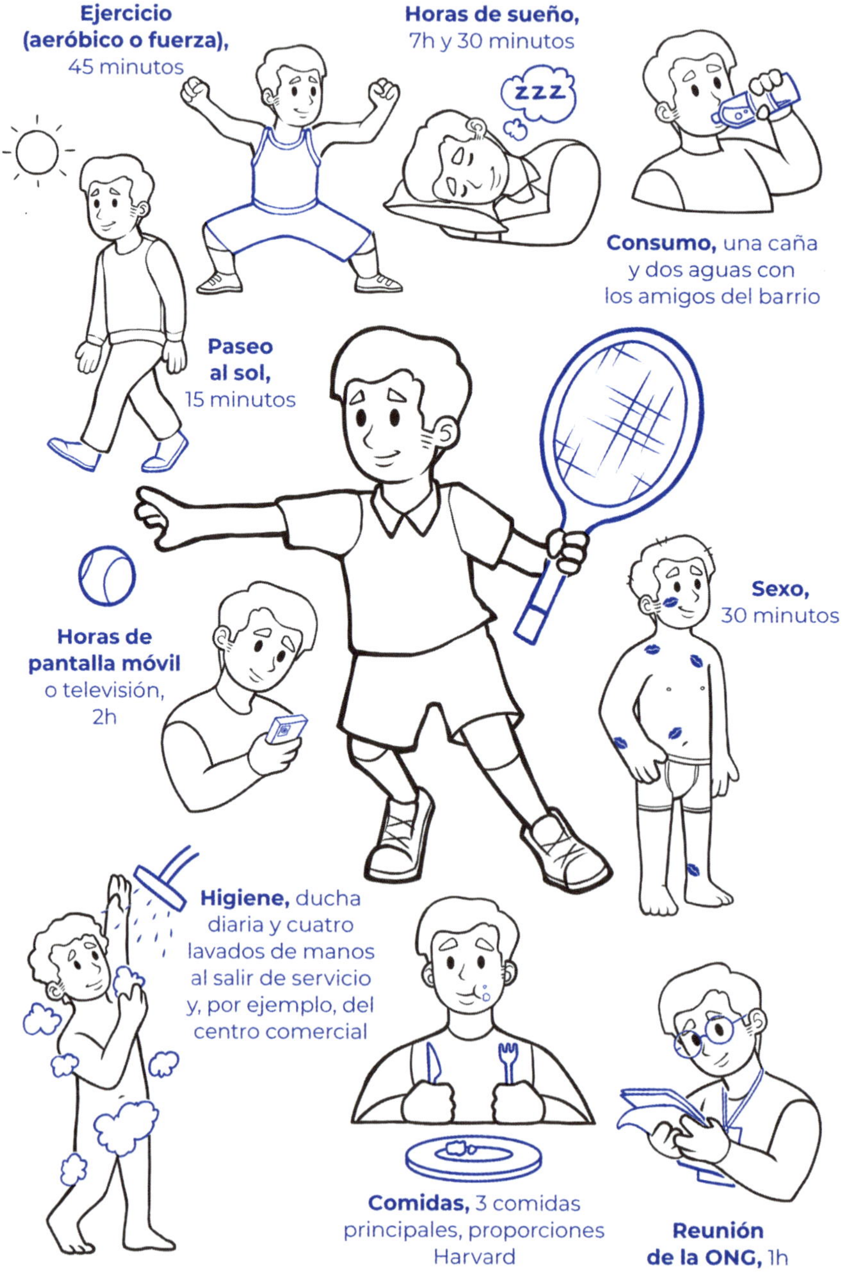

UN DÍA NEFASTO PARA TUS DEFENSAS

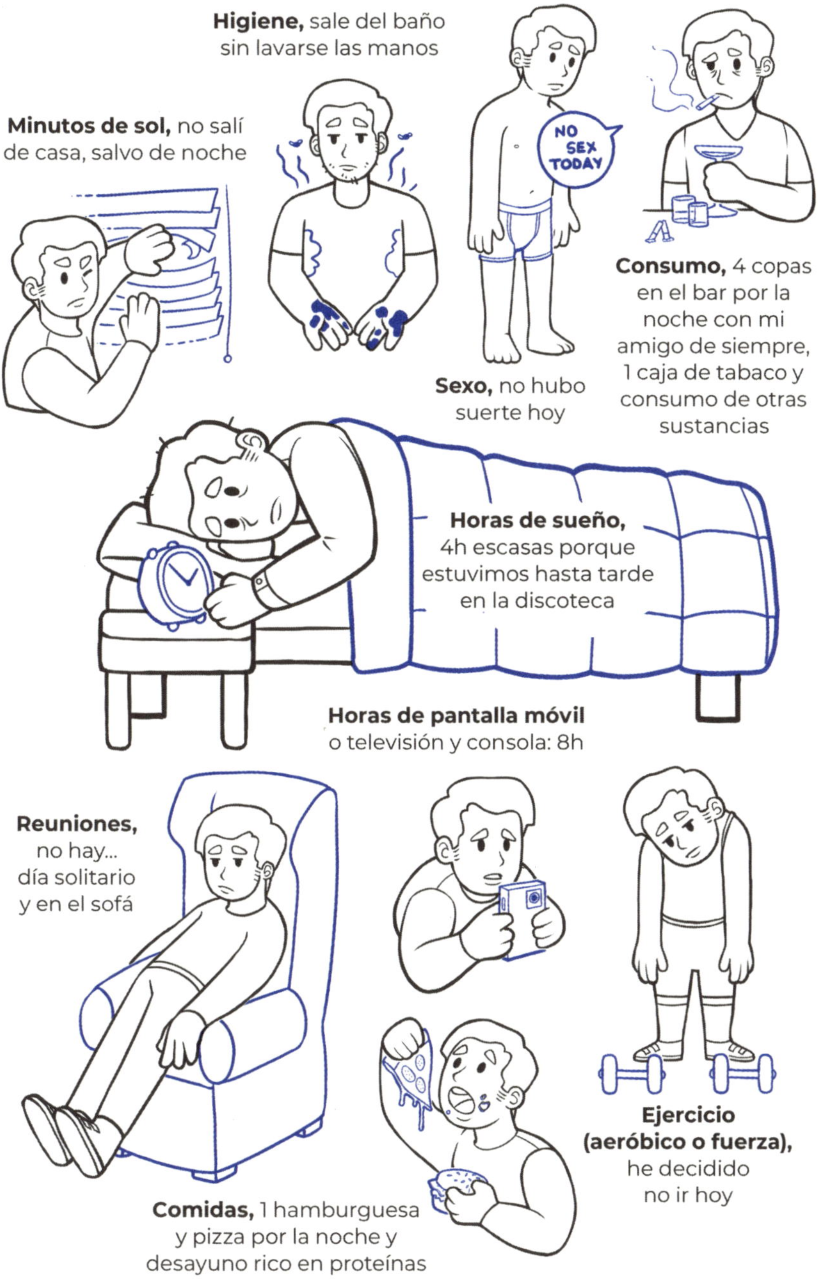